AF596594

DE

LA PNEUMONIE

D'AFRIQUE

PAR M. CATTELOUP,

Médecin-major de première classe,
et en chef de l'hôpital de Maubeuge,
et médecin en chef des hôpitaux de Tlemcen et de Sidi-bel-Abbès,
membre de plusieurs sociétés savantes, etc.

PARIS,

IMPRIMÉ PAR HENRI ET CHARLES NOBLET,
RUE SAINT-DOMINIQUE, 56.

1853

DE LA

PNEUMONIE D'AFRIQUE.

La pneumonie d'Afrique, souvent identique à la pneumonie observée en France, est loin cependant d'offrir la même expression physionomique, le même degré de signification dans les symptômes locaux et généraux que cette dernière. Dans la première saison de l'Algérie, qui commence en mars et finit en juin, l'organisme fonctionne dans toute sa plénitude. La respiration, la digestion sont plus actives; le sang est plus riche, le travail du système artériel est plus pétulant; en un mot, l'homme est doué d'une somme de vitalité plus grande. Il en résulte que les maladies appartiennent à une diathèse inflammatoire plus franche, et que la pneumonie, en particulier, d'un caractère et d'un diagnostic moins obscurs, diffère très-peu de la maladie observée dans les pays tempérés.

Dans la deuxième saison, comprenant les mois de juillet, d'août et de septembre, les maladies endémiques commencent déjà à tenir sous leur dépendance les maladies sporadiques ou isolées. Celles-ci, devenues plus rares, ont des symptômes de réaction moins énergiques; les congestions pulmonaires sont plus lentes, les inflammations du poumon, plutôt superficielles que profondes, sont en quelque sorte plus catarrhales, plus lobulaires. Il s'établit entre le poumon et le foie cette asymétrie bien connue des fonctions. L'un, en fournissant une plus grande abondance de produits éliminateurs, fonctionne au profit de l'autre; cette plus grande activité du foie, dépassant les limites tracées par l'équilibre normal, amène des hépatites, des abcès du foie, et des dyssenteries. Le système artériel a perdu de sa plénitude; l'hématose se ralentit; la calorification s'allanguit par la moins grande oxygénation du sang, et, la circulation veineuse abdominale se faisant avec plus de mollesse, il s'établit des stases sanguines dans le foie, la rate, et dans le vaste système de la veine-porte. De là des perturbations morbides dans ces vicères et dans l'intestin.

Enfin, la troisième saison, dans laquelle entrent les mois d'octobre, novembre, décembre, janvier et février, est caractérisée par une constitution d'autant plus débile, que les chaleurs de la deuxième saison ont été plus fortes et plus persévérantes. L'organisme acquiert son summum de débilitation. Le sang est altéré dans sa composition, et nous n'hésitons pas à attribuer, en grande partie, à l'influence seule des fortes chaleurs, ces effets consécutifs désignés sous le nom de chloro-anémies, si communs dans cette saison.

Qui n'a pas, en effet, remarqué la pâleur prononcée des cuisiniers de nos régiments? M. Magendie n'a-t-il pas constaté, chez des animaux morts sous une forte chaleur, des ecchymoses dans la peau et les muqueuses, résultant de l'épanchement hors de ses vaisseaux d'un sang privé des qualités qui le rendent propre à la circulation? Les poumons, le foie, les reins sont infiltrés de sang; celui-ci, profondément altéré, se coagule à peine; le caillot est diffluent, noir; le sérum est trouble et coloré par des globules en suspension; la fibrine, notablement diminuée, a perdu sa ténacité naturelle ou sa plasticité. Voilà pour les effets de la chaleur.

Mais qu'il s'introduise dans le sang déjà altéré un principe morbide, comme le toxique paludéen, les résultats seront bien autrement accentués, et il se développera une diathèse particulière, désignée sous le nom de cachexie paludéenne, et qui nous semble être le résultat combiné d'une altération du sang produite : 1° par l'action des fortes chaleurs ; 2° par l'introduction du miasme ; 3° par les troubles de l'assimilation et de la nutrition, consécutifs aux ébranlements nerveux ; 4° par une diminution de l'action vivifiante de l'hématose.

Nous ne décrirons pas ces états morbides dont l'origine remonte à l'endémicité estivale. Il nous suffit de dire qu'ils apportent de grandes modifications dans l'évolution, les symptômes, la marche des maladies intercurrentes, et dans la pneumonie en particulier, développée au sein d'un organisme insi défiguré.

La pneumonie n'est pas la même chez le nouveau débarqué, parce qu'il n'a pas eu encore le temps de s'harmoniser aux influences du climat. Il conserve son énergie vitale, son tempérament riche, qui, ne s'étant pas sensiblement modifié par l'action des chaleurs, n'a pas dévié de son type fondamental. Non-seulement il est capable de contracter des maladies qui semblent être en antagonisme avec celles du climat algérien, telles que la fièvre typhoïde que nous observons si rarement, mais encore une pneumonie avec des caractères aussi définis, aussi saillants qu'en France, lesquels ne se rencontreront plus après un séjour prolongé en Afrique.

Nous allons étudier la pneumonie algérienne sous plusieurs groupes, suivant les degrés de la modification organique, et présenter quelques observations à l'appui, en marchant du simple au composé. Nous tâcherons de n'omettre aucune circonstance, aucune réflexion clinique, suggérées par les faits qui se sont déroulés sous nos yeux.

OBSERVATIONS PARTICULIÈRES.

PREMIER GROUPE.

Pneumonies franches.—La constitution est très-peu modifiée par le climat.

1re OBSERVATION. — *Pneumonie du côté droit.*

Langevin (Maurice), soldat au 8e bataillon de chasseurs à pied, d'une bonne constitution, âgé de 25 ans, depuis trois mois en Algérie, entre à l'hôpital le 6 avril 1843, malade depuis quatre jours ; le billet d'entrée porte le nom *bronchite.*

1er jour. Nous constatons les symptômes suivants : dyspnée, toux peu fatigante, expectoration peu abondante de crachats rouillés, matité à droite à la base du poumon. Pas de râle crépitant; souffle bronchique au niveau de l'omoplate. Le pouls ne donne que quatre-vingt-dix pulsations; dureté moyenne; la chaleur de la peau est vive, et la coloration du visage très-forte. Une saignée de 400 grammes ne modifie pas sensiblement la maladie. Le caillot de la saignée est dense avec peu de sérum. Couenne de quatre millimètres d'épaisseur. Le soir, nouvelle saignée de 400 grammes.

2e jour. Matité complète en arrière dans la moitié inférieure du poumon. Résonnance faible dans la moitié supérieure. Souffle bronchique et bronchophonie ; pas de râle crépitant ; quelques bulles de râle muqueux au niveau de l'épine de l'omoplate. Crachats rouillés, visqueux, adhérents en petite quantité. Quatre-vingt-six pulsations. La dyspnée est moins forte, et le visage est moins animé. Saignée de 300 grammes.

3e jour. Le caillot n'offre pas de couenne. Diminution du souffle dans un espace plus rétréci. Les crachats sont moins visqueux et sont un peu plus aérés. Quatre-vingts pulsations.

4e jour. La pneumonie paraît être arrêtée dans son développement, car les symptômes généraux se sont amendés. Le pouls est à soixante-dix pulsations. Les inspirations moins fréquentes se font sans douleur. Le râle crépitant de retour s'entend à l'endroit de la matité. Les crachats sont légèrement teints de sang. Kermès à un gramme d'abord, puis à doses décroissantes. Vésicatoire sur le côté.

Sous l'influence de ce traitement, la pneumonie marche rapidement vers la résolution, et, malgré la persistance des symptômes locaux, nous n'hésitâmes pas à regarder la guérison comme assurée, aussitôt que le chiffre des pulsations a atteint ses limites normales.

En effet, le malade sort le 20 avril.

Réflexions. — Malgré l'intensité de cette pneumonie parvenue déjà au deuxième degré, les symptômes généraux n'étaient cependant pas très-forts. Le mouvement fluxionnaire et la fièvre avaient acquis une extension assez modérée, et l'inflammation locale paraissait moins sthénique qu'elle ne l'est en France. Cependant, pour dégager le poumon et combattre la réaction, il nous a fallu recourir au traitement antiphlogistique. Trois saignées ont suffi pour enrayer la maladie, que l'emploi du kermès, en ralentissant le pouls et le nombre des inspirations, acheva, avec le vésicatoire, de faire disparaître entièrement, en produisant une convalescence prompte et assurée. Nous le demandons : est-il aussi facile, avec un traitement antiphlogistique si modéré, d'obtenir en France la résolution d'une pneumonie arrivée au deuxième degré ?

Cet exemple et bien d'autres nous montrent déjà une grande différence entre les pneumonies d'Afrique et celles de France. Outre leur rareté relative, elles présentent une expression symptomatologique tellement bénigne dans ces cas, qu'elles cèdent facilement à une ou deux saignées suivies de l'emploi des antimoniaux.

2e OBSERVATION.—*Pleuro-pneumonie droite.* (Cinq jours d'invasion.

Lafeuillade (Étienne), soldat au 8e bataillon de chasseurs à pied, âgé de 26 ans, depuis quatre ans en Afrique, tempérament sanguin, nous présente le 12 mai les symptômes suivants: pléthore sanguine générale. La face est fortement congestionnée, et le malade se plaint d'une forte céphalalgie. Dyspnée, douleur vive au côté droit de la poitrine. Toux fréquente, sans expectoration. Faible résonnance à droite et en arrière dans les deux tiers inférieurs du poumon où le râle crépitant est manifeste, sans aucun souffle. Le pouls est dur, plein, donne cent pulsations. Peau brûlante et halitueuse. Saignée de 400 grammes; couenne assez épaisse sur un caillot dense à bords recourbés.

2e jour. Quelques crachats rouillés; matité complète au niveau et au-dessous de l'omoplate. La respiration, nulle en ce point, est remplacée par du souffle bronchique; bronchophonie. La douleur de côté persiste. Le pouls donne cent une pulsations. Nouvelle saignée de 400 grammes, quatre ventouses scarifiées *loco dolenti;* la couenne est moins épaisse, moins dense et moins résistante.

3e jour. Le malade se sent soulagé. La respiration est moins douloureuse, et les inspirations sont plus amples. Le pouls ne donne que quatre-vingt-dix pulsations. Le souffle bronchique et la bronchophonie ont diminué; l'oreille perçoit quelques petites bulles de râle crépitant au niveau de l'hépatisation, et, plus bas, de grosses bulles de râle muqueux. Vésicatoire sur le côté, potion stibiée à 0,3 pour la journée.

4e jour. La potion n'a pas été vomie, le pouls est tombé à 70. Continuation de l'émétique à la même dose.

5e jour. La pléthore générale a disparu. Le malade respire librement. Le pouls est ramené au chiffre normal de ses pulsations. La maladie nous semble en voie de résolution. Le râle crépitant est revenu, la matité s'efface, et le souffle bronchique a moins d'intensité. Le malade prend pendant trois jours du kermès à doses décroissantes, et entre en convalescence le 20 mai.

Réflexions. — Est-il possible de créer ici une variété de pneumonie ? Diffère-t-elle de la pneumonie de France par quelques symptômes particuliers ? Au premier abord, non sans doute, et si nous l'eussions observée à Paris, il ne nous serait pas venu à l'idée de la différentier, car les symptômes locaux et généraux semblent absolument identiques. Cependant, les conditions climatiques dans lesquelles se trouvait le malade devaient, quant au traitement, nous fournir des indications particulières, et nous rendre plus réservé, comme nous l'avons été, dans l'emploi de la médication antiphlogistique qui, héroïque entre les mains des praticiens des pays tempérés, aurait été en Afrique, sinon nuisible, au moins inutile. Nous ferons remarquer que nous étions à la moitié de mai, au commencement de la saison des chaleurs, pendant laquelle l'homme a besoin de toute son énergie vitale pour pouvoir résister avantageusement à leur influence accablante. Or, nos observations nombreuses nous ont fait une loi de n'user que très-modérément des effusions sanguines, au risque de voir plus tard nos malades languir indéfiniment dans une débilité générale, et d'avoir recours à une autre méthode, dont le résultat dépend moins, suivant nous, de son efficacité absolue et de son mode d'application, que des conditions du climat algérien. Aussi, dans de telles circonstances, les antimoniaux prescrits après la saignée produisent-ils, comme en Italie, des succès vraiment merveilleux : preuve que le traitement de la pneumonie en Afrique n'est pas plus qu'en France soumis à une précision mathématique, mais que, par suite d'indications multiples et variées, il demande une combinaison de moyens sanctionnés par l'observation journalière des faits et une longue expérience.

DEUXIÈME GROUPE.

Pneumonies à caractère inflammatoire, modifiées par le climat seul et par les maladies presque exclusivement développées sous son influence.

3e OBSERVATION. — *Pleuro-pneumonie du côté gauche. Diarrhée antécédente,*

Bouret (Joseph), chasseur au 15e léger, 23 ans, d'une constitution sanguine primitive, entra à l'hôpital le 7 juillet, à la suite d'une expédition, pour une simple diarrhée datant de quinze jours.

Le 10 juillet, la diarrhée persiste malgré le traitement; face injectée, toux fréquente, expectoration peu abondante de crachats visqueux sans rouille; douleur au mamelon gauche. Pas de dyspnée. Souffle bronchique au niveau de la fosse sous-épineuse; point de râle crépitant au-dessous, mais on entend une espèce de sous-crépitation humide pendant les fortes inspirations. Quatre-vingt-dix pulsations. Saignée de 400 grammes.

2e jour. Le caillot est mou et n'est pas surmonté de couenne; peu de sérum; six selles diarrhéiques. La douleur de côté est la même. Souffle bronchique très-prononcé au même endroit. Quelques bulles de mucus à la base de la poitrine. Matité complète au niveau de l'omoplate. Point d'expectoration. Cent pulsations. Trente sangsues sur le point douloureux.

3e jour. La douleur persiste, ainsi que les symptômes locaux. Dix selles jaunâtres très-liquides. Point d'expectoration. Six ventouses scarifiées.

4e jour. Le râle crépitant s'entend dans l'expansion pulmonaire. Le souffle bronchique est moins intense. Vésicatoire sur le côté.

5e jour. Mieux sensible. Deux selles liquides. Apparition des crachats visqueux non colorés. Quatre-vingts pulsations. Un gramme de kermès.

6e jour. Le souffle bronchique s'efface. La fièvre est tombée. Plus de douleur ni de toux; crépitation vésiculaire. Le malade est moins affaissé. Deux selles liquides.

7e jour. La diarrhée est arrêtée. La respiration redevient normale là où était le souffle bronchique. Soixante-dix pulsations. Le malade est hors de danger. Continuation du kermès à doses décroissantes pendant quelques jours.

Convalescence le 20 juillet.

Réflexions. Cette pneumonie, arrivée au deuxième degré, a été, sans aucun doute, modifié dans ses symptômes ordinaires par l'existence de la diarrhée. Point de crachats rouillés, quoique l'oreille perçût distinctement les signes pathognomoniques d'une pneumonie. La fièvre était peu intense. Le caillot n'était pas recouvert de couenne, et le sérum du sang était peu abondant. De fortes émissions sanguines auraient été probablement très-hasardées à raison de la diarrhée concomitante. La saignée qui fut pratiquée fut un indice qu'il ne fallait plus recourir à une nouvelle déplétion. D'un autre côté, le tartre stibié devait être proscrit dans la crainte d'une supersécrétion intestinale, et de l'adynamie qui en aurait été la conséquence. L'application de trente sangsues n'ayant pas les mêmes inconvénients, fut jugée nécessaire, en même temps qu'un puissant révulsif fut placé sur le côté. Dès lors, la résolution ne se fit pas longtemps attendre, et l'emploi du kermès acheva la guérison.

4e OBSERVATION. — *Pneumonie double. Diarrhée.*

Blanc (Jean), soldat au 8e bataillon de chasseurs à pied, faible de constitution, venu de France depuis six mois, entra à l'hôpital le 5 octobre, présentant les symptômes suivants : dyspnée, toux, pas de douleur de côté, râle sibilant et ronflant dans toute la poitrine, qui donne partout une sonorité normale. Céphalalgie intense, grande faiblesse. Plusieurs selles liquides. Nausées, langue recouverte d'un enduit humide très-tenace. Douce chaleur de la peau et moiteur. Pouls à 90 sans dureté. Soupçon de fièvre typhoïde.

Le traitement fut dirigé dans cette persuasion.

Le 6, la diarrhée continue avec la fièvre. Grande faiblesse, râle sibilant, muqueux et ronflant dans les deux côtés de la poitrine. Matité et souffle bronchique au sommet des deux poumons. Expectoration nulle, toux toujours très-pénible. Six ventouses scarifiées dans le dos.

Le 7, le souffle et la matité ont fait des progrès aux lieux indiqués; quelques crachats rouillés et légèrement visqueux. Dix selles liquides, même enduit de la langue. Quatre-vingt-seize pulsations. Potion avec un gramme cinquante centigrammes d'ipécacuanha et cinq centigrammes de laudanum, à prendre par cuillerées à bouche, de quart d'heure en quart d'heure, dans le but d'arrêter la diarrhée. Vésicatoire sur le côté droit de la poitrine.

Le 8, la diarrhée a disparu, le râle crépitant de retour se fait entendre de chaque côté. L'expectoration de crachats rouillés est plus abondante. Le malade respire avec plus de facilité. Quatre-vingt-six pulsations. Vésicatoire sur le côté gauche. Kermès à huit décigrammes.

Le 9, deux selles liquides; les forces renaissent. Expectoration de mucosités peu abondantes. Quelques bulles de râle muqueux mêlé de râle sibilant se font entendre comme au début de la maladie. Le souffle bronchique a diminué. Continuation du kermès à la même dose. Potion opiacée.

Le 10, plus de fièvre, plus de chaleur à la peau. Le malade a bien dormi. La respiration est libre, et l'on n'entend plus qu'un râle muqueux dans les extrémités bronchiques. Le bruit vésiculaire a reparu, mêlé de quelques grosses bulles. La maladie marche rapidement vers la guérison, et Blanc sort de l'hôpital le 1er novembre.

Réflexions. — Dans cette pneumonie double assez intense, le diagnostic était difficile au début, car elle offrait les symptômes de la première période de la fièvre typhoïde, que nous soupçonnions avec d'autant plus de raison que le malade était seulement depuis quelques mois en Afrique. Malgré l'absence d'expectoration, nous portâmes spécialement notre attention sur la poitrine ; l'auscultation et la percussion ne nous laissèrent aucun doute sur l'existence d'une pneumonie double. Mais les symptômes étaient marqués par la constitution générale du malade, dont les forces, accablées sous l'influence d'une forte diarrhée, en rendaient la signification obscure. Cet état général d'adynamie contre-indiquait toute émission sanguine un peu forte. Il fallait recourir d'abord aux révulsifs puissants sur la poitrine, et aux ventouses scarifiées. La diarrhée étant évidemment sous la dépendance d'un embarras gastrique, l'emploi de l'ipéca était réclamé. Peut-être même qu'au début un vomitif eût été avantageux ; nous en obtenons généralement de grands succès. Une fois les forces relevées, la pneumonie, mieux attaquable par un traitement spécial, par le kermès, s'arrêta dans son développement ultérieur, et la guérison, contre notre attente, devint rapide.

5e OBSERVATION. — *Pneumonie double sans diarrhée.*
(Six jours d'invasion.)

Kuss (Louis), soldat au 15e léger, âgé de 26 ans, depuis quatre ans en Afrique, tempérament sanguin, entre à l'hôpital le 13 septembre. Il ressemble à une masse inerte, et répond difficilement aux questions qu'on lui adresse. Face rouge, yeux vifs, toux, crachats sanguinolents, respiration très-courte. Pas de diarrhée. Le chirurgien de garde fait une saignée de 400 grammes. Couenne très-épaisse.

Le 14, à notre visite, la dyspnée a diminué. Râle crépitant au sommet des deux poumons; souffle bronchique et bronchophonie au bord postérieur des deux omoplates. Cent pulsations; le pouls n'offre ni ampleur, ni dureté. Les crachats ont disparu. Nouvelle saignée de 400 grammes.

Le 15, abattement général. La saignée n'offre pas de couenne, mais le caillot est ferme, avec très-peu de sérum. Quelques crachats rouillés. Matité complète et souffle bronchique dans les trois quarts inférieurs des poumons. Pouls très-petit, à cent pulsations. Potion stibiée à 0,3 à prendre par cuillerées de quart d'heure en quart d'heure, une autre le soir au besoin.

Le 16, le malade, quoiqu'encore affaibli, va mieux. La potion stibiée du matin a produit des selles et des vomissements; celle du soir a été tolérée. La toux est moins fréquente; peu de crachats sans rouille. Même traitement que la veille.

Le 17, délire pendant la nuit; cependant, on constate du mieux. Les crachats, peu abondants, sont muqueux. Le pouls est à l'état normal. Le râle crépitant de retour s'entend au milieu du souffle bronchique. Léger abattement, soif modérée. Pas de selles ni de vomissements. La respiration n'est pas encore libre. Suspension du tartre stibié. Kermès à la dose de huit décigrammes. Deux vésicatoires aux côtés de la poitrine.

Dès le 18 la convalescence se déclare, mais le 22 les symptômes reparaissent. On revient à la potion stibiée et au kermès à haute dose.

Cette fois, la maladie marche vers une résolution définitive.

Réflexions. — Cette pneumonie a offert évidemment l'exemple de ce qu'on appelle l'oppression des forces, anéanties sous le poids de l'inflammation.

La saignée était donc parfaitement indiquée. Cependant, comme, après la seconde saignée, le malade semblait être dans un abattement profond, que le pouls, au lieu d'être plein et dur, était d'une petitesse extrême, et que le caillot de cette seconde saignée n'offrait pas cette couenne épaisse et consistante que l'on rencontre dans les pneumonies d'un génie phlogistique puissant, nous nous décidâmes, eu égard aux circonstances de la saison, à user de la méthode contro-stimulante, dont les résultats nous ont paru si avantageux dans des cas semblables, en Algérie. La fièvre une fois tombée, l'inflammation s'est arrêtée. Il ne restait plus qu'à surveiller la résolution de l'engorgement pulmonaire, qui se dissipe ordinairement sans rémissions équivoques; lorsque les symptômes locaux reparurent, les accidents nouveaux, attaqués par l'émétique, n'eurent aucune suite fâcheuse.

6e OBSERVATION. — *Dyssenterie. Pneumonie méconnue* (Mort).

Ariotti (François), d'une faible constitution, soldat au 1er bataillon de chasseurs à pied, entra à l'hôpital le 26 octobre pour une dyssenterie, et mourut au bout d'un mois de traitement. Il ne présenta, dans le cours de cette maladie, ni toux, ni expectoration, ni fièvre sensible. L'auscultation et la percussion ne furent pas pratiquées.

Autopsie. — Adhérences anciennes des poumons avec le diaphragme, qui lui-même est fixé dans toute son étendue au foie et à la rate. Altérations de la dyssenterie. La base du poumon droit et la partie supérieure du poumon gauche offrent les altérations d'une pneumonie au deuxième degré. Le tissu est friable, ramolli, spumeux, et tombe au fond du vase.

Réflexions. — Pour que les symptômes de cette pneumonie aient ainsi échappé à notre observation, il a bien fallu qu'ils aient été masqués par la dyssenterie concomitante qui avait attiré seule notre attention. S'ils eussent été franchement exprimés par la réaction inflammatoire violente qui accompagne les pneumonies survenues d'emblée chez des sujets exempts de toute maladie endémique, ils n'auraient pas été sans doute inaperçus. Du reste, rien de plus rare que de voir en Algérie une pneumonie et une dyssenterie associées chez le même individu. Lorsque l'inflammation pulmonaire se déclare avant ou après la d'iarrhée ou la dyssenterie, elle conserve rarement son degré habituel d'intensité. L'intestin colon, devenant alors comme un centre fluxionnaire, attire à lui la masse des liquides dont le poumon se débarrasse au profit de son tissu, et les évacuations alvines, dans lesquelles la stimulation générale semble s'éteindre, ralentissent la circulation de la même manière qu'une saignée par la veine.

7e OBSERVATION.—*Dyssenterie. Apparition d'une pneumonie droite.*

Casanova (Pierre), âgé de 27 ans, remplaçant au 41e de ligne, depuis quatre mois en Algérie, d'une bonne constitution, était en traitement pour une dyssenterie, lorsque, à la suite d'un refroidissement, il fut pris, le 7 août, de toux et de douleur vive dans le côté droit de la poitrine. La fièvre, qui ne s'était pas montrée jusqu'alors, s'allume. Face rouge, yeux injectés, brillants. Chaleur de la peau en moiteur. Les selles se suppriment par suite du mouvement fluxionnaire vers le poumon. Pas de dyspnée; crachats rouillés en très-petite quantité; matité dans la moitié inférieure, à droite et en arrière de la poitrine; la moitié supérieure donne une faible résonnance; souffle bronchique. Dans l'endroit correspondant à la matité, râle crépitant fin, mélangé d'un râle humide au-dessus. Pouls à 96. Trente inspirations par minute.

Saignée de 400 grammes; quatre ventouses scarifiées *loco dolenti;* caillot peu dense, large sans couenne.

2e jour. Les symptômes locaux persistent; fréquence du pouls, sans dureté; chaleur générale. Potion stibiée à 0,3 à prendre par cuillerée chaque quart d'heure. Elle est suivie de vomissements et de selles abondantes, jaunâtres, sans traces sanguines.

3e jour. Les crachats sont complètement supprimés. Son obscur à la partie supérieure de la poitrine, souffle bronchique, murmure vésiculaire faible, entrecoupé de bulles assez rares de râle crépitant. Quatre-vingt-quinze pulsations; vingt-huit inspirations. Potion avec un gramme cinquante centigrammes d'ipécacuanha.

4e jour. Plus de fièvre; soixante-dix pulsations. Les selles sanguinolentes ont reparu au nombre de six pendant la nuit. La poitrine semble plus dégagée. Le malade ne tousse pas. Point d'expectoration.

5e jour. La crépitation a diminué. Quelques bulles de râle muqueux disséminées. Quatre selles sanguinolentes. Pas de fièvre.

Les jours suivants, la pneumonie entre en voie de guérison, et la dyssenterie, combattue par les moyens appropriés, disparaît. Le malade sort guéri le 2 septembre.

Réflexions.—Dans ce cas, le traitement de la pneumonie a été, pour ainsi dire, abandonné aux soins de la nature médicatrice. En effet, les symptômes, peu améliorés à la suite de la saignée, commencèrent à décroître sensiblement aussitôt que les évacuations alvines sanguinolentes, un moment suspendues, reprirent leur cours ordinaire, de telle sorte qu'il ne serait pas irrationnel d'admettre qu'elles amenèrent, par une dérivation incessante, la résolution de la pneumonie.

8e OBSERVATION. — *Pneumonie consécutive à une hépatite aiguë.*

Ducros (Jean), voltigeur au 15e léger, âgé de 25 ans, d'une constitution robuste, bilioso-sanguin, depuis trois ans en Afrique, fut apporté à l'hôpital sur un brancard, le 25 février.

Il ressent depuis quatre jours une douleur obtuse à la région du foie, s'étendant à l'épaule du même côté. Point de toux ni de dyspnée; point d'ictère; quelques nausées. Pouls à soixante-seize pulsations. L'hypocondre droit est saillant; le foie, sensiblement augmenté de volume, dépasse de deux travers de doigt les fausses côtes. Le malade a commencé par avoir la diarrhée, qui s'est supprimée au début de l'hépatite. Traitement de cette affection par des émissions sanguines, des ventouses scarifiées, un vésicatoire à demeure, et le calomel.

Le quatrième jour du traitement, toux fréquente; le visage est animé, la fièvre forte, expectoration de mucosités blanchâtres, sans traces de sang; sonorité dans toute la poitrine, excepté en arrière et en bas du côté droit. Là, le murmure respiratoire est sensiblement affaibli. Le diagnostic d'une pneumonie n'est pas porté; mais, deux jours après, le souffle tubaire devint manifeste en ce point, et nous reconnûmes le râle crépitant pendant les efforts de la toux. Dès lors, nous n'eûmes plus de doute sur l'existence d'une inflammation pulmonaire. Quatre-vingt-seize pulsations dures et vibrantes. Saignée de 400 grammes. Couenne sur le caillot.

Le troisième jour de l'invasion de la pneumonie, le malade expectore avec peine quelques crachats rouillés. Le souffle tubaire est toujours très-prononcé. La douleur de l'hypocondre s'exaspère par la palpitation. Pas de selles. Looch kermétisé à un gramme; quatre ventouses scarifiées au point où l'on perçoit la matité. Continuation du calomel.

4e jour. Trois selles diarrhéiques; respiration plus facile, plus de douleur hépatique, expectoration nulle: diminution du souffle tubaire; commencement de murmure vésiculaire. Continuation du kermès.

Dès le 3 mars, le malade était entré en convalescence; la sortie eut lieu le 10.

Réflexions.— Les hépatites, malgré le voisinage du

foie, sont, en Algérie, plus rarement que les dyssenteries accompagnées de pneumonie. Nous ne parlons pas, bien entendu, de ces hépatites terminées par des abcès, dont la suppuration se crée à travers le diaphragme une issue dans le poumon, comme nous en avons observé plusieurs exemples, mais de celles qui n'ont aucune connexion pathologique avec l'organe pulmonaire. Cette pneumonie, par l'absence des crachats sanguinolents, de la matité et des râles, était difficile à reconnaître au début; l'attention du médecin étant particulièrement attirée sur l'affection du foie, dont les symptômes sympathiques pouvaient, aussi bien que dans l'épaule, s'irradier dans un organe aussi voisin que le poumon. Cependant, la réaction plus vive que celle qui s'observe ordinairement dans l'hépatite, dut nous faire rechercher ailleurs que dans le foie la cause des symptômes plus violents, et nous ne tardâmes pas à la rencontrer dans la lésion du poumon. Remarquons que cette pneumonie concomitante, malgré l'inflammation du foie, ne fut pas accompagnée d'ictère, pas même de cette teinte jaunâtre qui est le symptôme des pneumonies dites bilieuses, preuve qu'elle n'appartenait pas à la constitution médicale, si bien décrite par Stoll.

TROISIÈME GROUPE.

Pneumonies accompagnées de fièvre d'accès ou paludéenne.

9ᵉ OBSERVATION.—*Pneumonie gauche, fièvre pernicieuse comateuse* (Mort).

Gaubert, âgé de 28 ans, d'une constitution robuste, fut apporté, le 19 mars, sur un brancard à l'hôpital. Il était malade depuis deux jours. Point de renseignements sur la nature de son affection. Une saignée fut pratiquée par le chirurgien de garde.

Le lendemain, 20 mars, il s'offrit à nous dans

l'état suivant : douleur au-dessous du mamelon gauche, dyspnée, matité à la région précordiale; râle crépitant à la base du poumon gauche, en avant et en arrière; crachats nuls; toux fatigante; trente inspirations; quatre-vingts pulsations assez amples et dures. On prescrit trente sangsues sur le point douloureux, et quatre ventouses scarifiées en arrière, sur la poitrine.

Le 21 et le 22, la douleur a disparu avec la fièvre; matité et souffle bronchique dans tout l'hypocondre. Point d'expectoration; anorexie; enduit muqueux très-épais sur la langue; soif; trois selles liquides. Potion vomitive avec un gramme cinq décigrammes d'ipéca; application d'un vésicatoire sur le côté de la poitrine.

Le 23, même état du poumon. Le malade se plaint d'une grande céphalalgie. Accès de fièvre avec ses trois stades le soir; toux fréquente et dyspnée; trente inspirations. Looch kermétisé à un gramme.

Le 24 au matin, calme; le soir, nouvel accès, terminé par un délire furieux. Seize sangsues aux jugulaires; révulsifs aux extrémités; deux grammes de sulfate de quinine.

Le 25, coma; pupilles dilatées; mâchoires fortement serrées l'une contre l'autre; pouls petit, fréquent. On fait prendre avec peine deux grammes de sulfate de quinine, qui ne sont pas rejetés; sinapismes promenés sur les extrémités.

Le 26, malgré une apparence d'hébétude, le malade semble tout-à-fait tiré de danger. Il répond juste aux questions, et respire librement. Cependant la matité et le souffle bronchique persistent; le pouls donne soixante-dix pulsations. Sulfate de quinine à 0,8.

Le 27, même état de calme apparent. Point de toux ni d'expectoration.

Le 28, réapparition des symptômes cérébraux; convulsions tétaniques, vociférations, suivies d'un profond coma; dyspnée considérable, altération des traits. Mort dans la nuit du 29.

Autopsie.— Sinus de la cavité du crâne gorgés d'un sang noir abondant, pie-mère et substance cérébrale injectées de points rouges. Du reste, point de traces d'inflammation encéphalique. Le poumon gauche offre dans ses deux tiers inférieurs une hépatisation au deuxième degré. Le foie et la rate sont remplis d'un sang noir. Les autres viscères n'offrent rien de particulier à noter.

Réflexions. — Le malade est entré à l'hôpital pour un engouement pulmonaire que la saignée ne fit pas disparaître. Comme le caillot n'offrait pas de couenne, et que nous soupçonnions une marche insidieuse, nous ne voulûmes pas recourir à une nouvelle évacuation sanguine par la veine, nous préférâmes nous en tenir à une application de trente sangsues et de quatre ventouses scarifiées qui firent cesser la douleur et le mouvement fébrile pendant trois jours. Malgré la persistance des symptômes locaux, l'expectoration n'eut pas lieu. Survint un violent accès de fièvre, précédé de céphalalgie intense et suivi le lendemain d'un calme à peu près parfait, sauf les signes physiques de la pneumonie. Nous aurions dû dès ce moment reconnaître la nature de l'élément paludique concomitant, et prescrire immédiatement le sulfate de quinine afin de prévenir un nouvel accès. Celui-ci revint, en effet, le 24 au soir, beaucoup plus violent que celui de la veille, puisqu'il s'accompagna de délire suivi de coma pernicieux. Cependant, quoique la médication anti-périodique eût été employée tardivement, nous pensions avoir triomphé de l'accès pernicieux avec le sulfate de quinine à haute dose et les révulsifs, lorsque, le 28, un accès foudroyant vint terminer les jours du malade. La pneumonie était, sans nul doute, la maladie primitive, mais l'altération locale, dont les symptômes restèrent stationnaires, fut dominée par un élément beaucoup plus dangereux, lequel imprima à lui seul le caractère le plus alarmant de la maladie, et devait exiger une thérapeutique spéciale, l'emploi impérieux du sulfate de quinine. Dans des cas semblables, lorsque les accès fébriles, rémittents ou intermittents, dus à l'impaludation ont été combattus par le sulfate de quinine, on voit presque toujours, ce qui n'est pas arrivé chez notre malade, l'inflammation pulmonaire se terminer en quelque sorte par délitescence.

10e OBSERVATION. — *Pneumonie droite. Fièvre intermittente quotidienne.*

Lafont (Pierre), âgé de 24 ans, soldat au 2e bataillon de zouaves, après avoir contracté à Sebdou une fièvre quotidienne, entre à l'hôpital le 7 janvier, pour une bronchite datant de six jours. La fièvre arrive tous les jours à huit heures du matin.

Le 8, la fièvre s'est déclarée avec ses trois stades. En outre, le malade tousse beaucoup, surtout pendant l'accès ; il ressent dans le côté droit une vive douleur ; on perçoit de la matité et du souffle bronchique au niveau de l'omoplate ; pas de râle crépitant, ni de crachats sanguinolents ; pouls assez peu développé, quatre-vingt-huit pulsations. Saignée de 300 grammes ; six décigrammes de sulfate de quinine.

Le soir, calme parfait, nuage couenneux sur le caillot de la saignée ; les signes physiques sont les mêmes. Potion avec 0,3 de tartre stibié.

Le 9, nouvel accès de fièvre, moins fort que la veille ; crachats rares, sans traces de sang ; souffle moins prononcé. Quatre ventouses scarifiées ; six décigrammes de sulfate de quinine.

Le 10, légère exacerbation à l'heure ordinaire de l'accès, sans frisson initial ; peau chaude, halitueuse, puis sueurs abondantes. Vésicatoire sur le côté ; sulfate de quinine le matin ; tartre stibié dans la soirée.

Le 11, l'accès n'a pas paru ; peau naturelle ; crachats un peu rouillés ; souffle bronchique faible ; râle crépitant de retour imperceptible; quatre selles liquides. Continuation du sulfate de quinine; puis un gramme de kermès.

Le 12, la respiration est libre et vésiculaire; douleur peu sensible; pouls à soixante-seize; léger souffle avec quelques bulles de râle muqueux. A partir de ce moment, la convalescence fut assurée, et la guérison se fit rapidement.

Réflexions. — Cette pneumonie, née au sein d'une épidémie de fièvres paludiques, a pris, quant aux symptômes généraux, le caractère de périodicité de l'intoxication dominante, qui la fait dévier de son évolution habituelle bien définie. Les symptômes de l'inflammation pulmonaire, confondus dans cet état de combinaison pathologique, n'étaient pour nous que secondaires. Il nous a donc fallu nous adresser à l'élément paludique, en même temps que nous ne perdions pas de vue la lésion anatomique locale, au risque de voir, comme dans l'observation précédente, notre malade succomber par suite des progrès croissants des deux affections réunies. Une fois dégagée de la modification palustre, la pneumonie, marchant seule, est de suite entrée en voie de résolution.

QUATRIÈME GROUPE.

Pneumonies survenues dans la cachexie paludéenne.

11e OBSERVATION. — *Pneumonie double, suite de fièvres rebelles.*

Arfeuille (Victor), du 15e léger, âgé de 25 ans, en Afrique depuis trois ans, d'une bonne constitution primitive, affaiblie par une dyssenterie contractée à Sidi-bel-Abbès et par des fièvres qui l'ont retenu pendant quatre mois aux hôpitaux de Sebdou et de Lalla-Marghnia, entra dans nos salles le 5 janvier 1846.

Il se dit atteint depuis huit jours de son affection

actuelle. Teinte jaunâtre de la peau, d'une couleur mate et terne, légèrement chaude et couverte de sueurs; réaction faible; pouls régulier, mou, donnant soixante-dix pulsations; crachats épais, peu abondants, non rouillés; toux fatigante avec dyspnée; souffle au sommet des deux poumons; râle crépitant; partout ailleurs on entend du râle muqueux à grosses bulles, mélangé de râle sibilant et ronflant; commencement d'adynamie. Deux vésicatoires sur les deux côtés de la poitrine. Un gramme de kermès.

Le 6, le pouls est plus fort; un peu moins de dyspnée et de toux; crachats muqueux; souffle bronchique et râle crépitant fin; soixante-dix pulsations; chaleur halitueuse de la peau. Même dose de kermès.

Le 7, amélioration sensible des symptômes locaux; la respiration est tout-à-fait libre; le souffle bronchique a diminué, et le râle crépitant est remplacé par un bruit plus vésiculaire; pouls à soixante-cinq, régulier : la peau n'est plus en moiteur.

L'engorgement paraît vouloir se dissiper. Kermès à doses décroissantes.

Nous combattons par des toniques, des ferrugineux, une bonne alimentation, l'état cachectique général, et Arfeuille sort le 26 janvier, encore faible, mais complètement guéri.

Réflexions. — Comme les symptômes de cette pneumonie ont été peu marqués, peu violents, un grand nombre même ont fait défaut. Devant une réaction générale aussi faible, notre traitement devait être très-peu énergique : nous avons commencé par relever les forces au moyen de révulsifs; puis, cette médication remplie, nous avons attaqué la maladie dans son siège. Nous redoutions ici l'emploi du tartre stibié à haute dose, car nous n'ignorons pas que cette médication, pour réussir, a besoin d'une certaine énergie de la part de l'économie, et, notre malade étant dans un état voisin de la prostration, il eût été dangereux de jouer avec un pareil quitte ou double.

Le kermès, d'après nos propres observations, est plus facile à manier, et ne procure pas, comme le tartre stibié qui n'est pas toléré, ces vomissements ou ces diarrhées dont le résultat fâcheux est de jeter les malades dans un épuisement chlolériforme. Nous en avons vu plusieurs exemples. La teinte ictérique de notre malade n'était pas l'ictère des pneumonies de Stoll; elle était simplement l'un des smptômes de la cachexie paludéenne.

12e OBSERVATION. — *Pneumonie droite consécutive à la bronchite; cachexie paludéenne: Bouffissure de la face; œdème des extrémités inférieures.*

Denucé (Jean-Baptiste), après avoir été sous-officier au 14e léger, sert en qualité de remplaçant au 2e bataillon de zouaves.

D'une forte constitution primitive, il est entré trois fois à l'hôpital dans l'espace de quatre mois, pour une fièvre rebelle. Cette fois, 27 décembre, il est venu pour une bronchite. La peau est flasque, terreuse, légèrement jaunâtre; bouffissure de la face; œdème des extrémités inférieures.

La toux est sonore, sans beaucoup de gêne dans la respiration; raucité de la voix; expectoration nulle; râles sibilants et ronflants dans les extrémités bronchiques: ils deviennent bientôt muqueux; alors les crachats sont assez abondants, transparents; réaction nulle; pouls à soixante-cinq, d'une mollesse remarquable. Les accès de fièvre ne reviennent plus depuis longtemps.

Le 1er janvier, la face s'anime après un léger frisson; le pouls s'élève; la toux devient plus fréquente et plus pénible, sans expectoration; la poitrine résonne partout; cependant l'expansion vésiculaire est moins manifeste vers le tiers inférieur et en arrière du poumon droit, on y entend du râle sous-crépitant; soixante-dix pulsations; mollesse du pouls; point de douleurs dans la poitrine. Trois ventouses scarifiées.

Le 2, calme parfait; toux rare; voix rauque; crachats peu abondants, d'un blanc jaunâtre; râles sibilants et muqueux disséminés à la partie inférieure du poumon droit.

Le 3, suspension de l'expectoration ; léger mouvement fébrile; soixante-seize pulsations; toux rare; râles sibilants mélangés de quelques bulles de râle sous-crépitant, sec et très-fin, lointain; matité assez prononcée dans le tiers inférieur, où l'on perçoit du souffle bronchique peu intense.

Le 4, le souffle bronchique est beaucoup plus manifeste que la veille; quelques bulles de râle sous-crépitant; point de crachats; toux rare; soixante-seize pulsations; pouls petit et faible; chaleur générale de la peau en moiteur; les forces commencent à tomber. Looch kermétisé à un gramme; vésicatoire sur le côté.

Le 5, même état; le malade s'affaiblit de plus en plus.

Le 6, point de râles, même pendant les fortes inspirations; prostration extrême; pouls filiforme; cent vingt pulsations.

Le 7, trente-deux inspirations faibles; sueurs froides de la peau. Le malade se sent défaillir.

Le 8, mort.

Autopsie. — Les poumons semblent être plus volumineux. En les comprimant, ils ne crépitent que dans un bien petit nombre de portions restées spongieuses et aérées. Ils semblent être en général plutôt œdématiés que gorgés de sang, surtout le poumon gauche, où nous avons principalement rencontré les altérations anatomiques les plus remarquables. Le poumon droit est fixé à la plèvre costale par des adhérences anciennes. Nous trouvons au sommet de ce poumon un petit noyau de matière crayeuse, renfermé dans une fausse membrane d'isolement, et quelques ganglions bronchiques noirs, peu volumineux. Le lobe inférieur offre une masse dense d'une couleur grisâtre, mélangée avec des portions plus foncées, d'un rouge-rose ou de couleur chocolat, et au centre une tumeur de la grosseur d'un œuf de pigeon, formée d'une matière brune, friable, non organisée, et quelques points rares d'hépatisation granulée; l'incision de ce lobe ne laisse point couler de sang. Des morceaux détachés, durs au toucher, imperméables à l'air, tombent au fond de l'eau.

Réflexions. — La pneumonie dont il s'agit, consécutive à une bronchite si fréquente l'hiver, au milieu des symptômes de la cachexie paludéenne, se manifesta au début par des symptômes bien peu accentués. En effet, le frisson fut de très-courte durée, le malade ne se plaignait d'aucune douleur dans la poitrine. Cependant, cette douleur aurait été justifiée dans la bronchite antécédente, qui devait finir par fatiguer les muscles intercostaux. La respiration était peu accélérée. L'expectoration pathognomonique faisait défaut. La diminution seule du murmure respiratoire dans les vésicules nous mit sur la voie du diagnostic, et pourtant il nous restait à savoir si cette diminution ne dépendait pas de l'œdème du parenchyme. La certitude ne devint complète qu'après avoir entendu le souffle bronchique et le râle sous-crépitant. Mais combien ce dernier signe était peu tranché ! Dans des cas semblables, il faut une très-grande habitude pour le percevoir, car il est souvent masqué par des râles sibilants et muqueux.

Le traitement d'une telle affection, avec la prostration extrême du sujet arrivé au dernier degré de la cachexie, ne pouvait nous promettre un grand succès, car le malade offrait peu de prise à toute espèce de médication active, qui, pour être salutaire, aurait exigé une somme de vitalité plus grande.

13e OBSERVATION. — *Pneumonie double, ascite et anasarque, suite de fièvres rebelles.*

Lejeune (Louis), âgé de 27 ans, soldat au 2e bataillon de zouaves, entré six fois déjà à l'hôpital pour les fièvres, se présente, le 11 janvier, avec une ascite énorme et une anasarque. La peau est jaunâtre et terreuse. Point de fièvre ni de diarrhée. Toux fréquente, rauque; râles bruyants dans toute la poitrine, sibilants, mélangés de bulles muqueuses dans les deux tiers inférieurs des deux poumons. Dyspnée provenant en partie de l'ascite qui refoule les poumons, et en partie de la lésion locale. Respiration légèrement soufflante au niveau des omoplates. Point de râle crépitant ni d'expectoration. Tisane pectorale nitrée, potion avec l'oxymel scillitique.

Le 12, râle sous-crépitant mêlé de râle sibilant et muqueux, ressemblant aux râles de la bronchite capillaire. Dyspnée, toux fréquente, crachats peu copieux composés de mucosités d'un blanc jaunâtre, non visqueux, non adhérents. Submatité au niveau des omoplates, où le murmure respiratoire est obscur et rude. Dissémination de râle crépitant à grosses bulles; peau chaude, visage animé; quatre-vingt-douze pulsations; pouls sans dureté, sans ampleur. Six ventouses scarifiées derrière la poitrine. Looch kermétisé à un gramme.

Le 13 janvier, râle crépitant, respiration bronchique, et bronchophonie des deux côtés. La percussion donne une matité complète. Crachats spumeux, visqueux, sanguinolents en très-petite quantité. Quatre-vingt-seize pulsations. Même traitement, moins les ventouses.

Le 14, le râle crépitant entendu la veille semble étouffé par des râles sonores, muqueux, à grosses bulles. L'expectoration ne se fait plus. Dépression des forces. Dyspnée. Pouls à cent onze pulsations, filiforme.

Le 15, même état; la prostration fait des progrès. Quelques crachats d'un brun safrané. Vésicatoire.

Le 16 et le 17, agonie.

Mort le 18.

Autopsie. — Liquide citrin abondant dans l'abdomen. Foie et rate d'une couleur ardoisée à la surface. Ce dernier organe est diminué de volume, et d'une ténuité remarquable.

Le tiers supérieur des deux poumons crépite, le tiers inférieur est ferme et ne crépite pas. Leur surface externe est bleuâtre et parsemée de plaques brunes, violacées. Les lobes inférieurs sont lourds, durs, résistants, formés d'un tissu compact et condensé. Leur section est lisse, homogène, unie, et donne un suintement sanguinolent roussâtre, peu copieux, mélangé d'un liquide sanieux et grisâtre. L'hépatisation grise et granulée se montre dans cette masse pulmonaire sous la forme de noyaux irréguliers, environnés d'un tissu de couleur brune, imperméable à l'air et non friable. Matière crétacée dans les ganglions bronchiques.

Réflexions. — Il serait inutile d'insister longuement sur les caractères anatomiques de cette pneumonie pour les comparer à ceux que l'on observe dans une inflammation pulmonaire survenue d'emblée chez un sujet bien portant et vigoureux. Les symptômes aussi ont été bien différents. Ils étaient très-obscurs au début. Le point de côté n'existait pas. La dyspnée pouvait aussi bien dépendre du refoulement des poumons par l'ascite que de l'inflammation du poumon. L'auscultation et la percussion seules nous ont fourni les données du diagnostic. Et encore, combien les signes physiques étaient peu dessinés! La lésion anatomique ne ressemblait pas à l'hépatisation rouge du deuxième degré de la pneumonie franche. On eût dit que les poumons offraient plutôt cette lésion pathologique désignée par les auteurs sous le nom de splénisation ou de carnification. Ici, cependant, nous n'avions pas une conviction complète, puisque nous avons constaté des noyaux d'hépatisation granuleuse qui caractérisent une véritable inflammation du tissu parenchymateux. Les symptômes généraux étaient trop graves, en raison de l'état cachectique avancé, pour qu'aucune médication, quelle qu'elle fût, eût pu sauver le malade.

14e OBSERVATION. — *Pneumonie gauche. État typhoïde consécutif à des fièvres rebelles.*

Gaillard (Alexandre), voltigeur au 15e léger, âgé de 27 ans, 5 ans de séjour en Afrique, atteint de fièvres depuis quatre mois, vint à l'hôpital le 9 janvier pour une bronchite datant de six jours, compliquée d'embarras gastrique et de diarrhée.

La peau est jaunâtre, terreuse, ridée et parsemée, aux jambes et aux cuisses, de macules violacées; mollesse extrême des chairs. La diarrhée, survenue depuis deux jours, a augmenté la faiblesse générale. Langue blanchâtre, recouverte d'un enduit épais; nausées, soif, ventre un peu météorisé; gargouillement et son humoral dans la fosse iliaque gauche. Ce symptôme n'a pas lieu dans la fosse iliaque droite. Mouvement fébrile et réaction générale peu développés. Soixante-seize pulsations. Pouls très-mou et déprimé. Toux fréquente, crachats abondants de mucosités filantes et glaireuses. Râles muqueux. Vomitif avec un gramme cinquante centigr. d'ipécacuanha.

Le 10 janvier, la soif et les nausées ont disparu par le vomissement. Quatre selles liquides jaunâtres et fétides. Grand abattement. Pouls faible à soixante-seize pulsations. Crachats comme la veille; toux fréquente, non douloureuse; chaleur modérée de la peau. Le ventre n'est pas sensible à la pression.

Le 11, frisson d'une demi-heure, suivi d'une forte chaleur accompagnée d'une céphalalgie intense. Visage animé. Pouls relevé avec plus d'ampleur et de résistance, donnant quatre-vingt-dix pulsations. Point de crachats ni de selles. Douleur dans le côté gauche. Submatité dans les fosses sus et sous-épineuses du même côté, où l'on perçoit du souffle tubulaire peu prononcé. Le râle crépitant ne s'entend que pendant la toux et les fortes inspirations. Quatre ventouses scarifiées ; un gramme de kermès.

Le 12, dyspnée, respiration suspirieuse, plaintive, entrecoupée. Le malade ne peut se tenir sur le côté gauche. La matité et le souffle bronchique sont plus manifestes ; quelques bulles de râle crépitant. Crachats en petie quantité, diffluents, mélangés d'air. Prostration; quatre selles liquides, météorisme du ventre. Chaleur générale ; cent pulsations. Vésicatoire sur le côté gauche ; looch kermétisé à un gramme ; lavement amilacé.

Le 13, même état du poumon. Délire pendant la nuit Langue sèche, soif intense, fuliginosités ; météorisme ; six selles liquides. Stupeur et grande faiblesse ; urines involontaires. Pouls à 108. Sueurs abondantes, visqueuses. Potion avec un décigramme de musc; vin de cannelle; kermès à 0,6 décigrammes.

Le 14, la langue est humide et n'est plus croûteuse comme la veille. Détente générale. Pouls à 90, plus vibrant. La prostration est moins grande. Deux selles pendant la nuit. Crachats demi-transparents, peu consistants; quelques-uns offrent des stries sanguines, d'autres sont entièrement formés par du sang diffluent. Toux facile, râle crépitant fin et sous-crépitant à grosses bulles; submatité. — Même traitement, sans le musc.

Le 15, les symptômes typhoïdes n'offrent plus de caractère inquiétant; pas de selles pendant la nuit. Crachats opaques. Râle crépitant sec, Souffle tubaire. Quatre-vingts pulsations. Continuation du kermès à la même dose et du vin de cannelle.

Le 16. Les forces renaissent sensiblement. La respiration est plus étendue et plus vésiculaire. La matité a considérablement diminué. La fièvre est tombée.

Quatre jours après, l'expansion pulmonaire se fait sans aucun bruit anormal. Le malade reste encore vingt jours soumis à l'usage des toniques et des ferrugineux, en même temps qu'il prend des aliments réparateurs, et de facile digestion. Il sort le 16 mars parfaitement rétabli.

Réflexions.—Ici nous avons eu sous les yeux un état cachectique avancé offrant trois ordres principaux de symptômes : 1° une altération générale et profonde produite par des fièvres de longue durée; 2° un état typhoïde, conséquence de cette altération générale; 3° une phlegmasie locale du poumon. Il est incontestable que l'état général de l'économie a joué le principal rôle. La pneumonie s'est offerte, il est vrai, avec les phénomènes qui appartiennent à l'hépatisation pulmonaire, mais le râle crépitant n'a été perçu que pendant la toux et les inspirations fortes, et les crachats ont presque toujours été ceux d'une simple bronchite. Cette affection locale, en apparence très-grave, en raison de l'état cachectique et typhoïde du sujet, a cependant guéri sans émissions sanguines, aussitôt que les symptômes généraux amendés ont permis à l'inflammation locale de marcher vers la guérison. Si elle eût été combattue par des saignées ou par le tartre stibié à haute dose, elle aurait peut-être été modifiée dans sa marche, mais aussi cette méthode de traitement, trop débilitante et trop énergique, aurait infailliblement augmenté l'adynamie et la prostration des forces vitales, et le malade aurait succombé, faute de réaction. Le médecin n'a donc pas tout fait lorsqu'il a reconnu une lésion, il doit, dans des cas semblables, accorder une grande importance à l'état général, qui doit dominer les indications principales du traitement. Une fois la pneumonie en voie de résolution, il ne faut pas trop se préoccuper de la persistance du râle crépitant ou du souffle bronchique. En accordant dans ces cas des ferrugineux, des toniques aux malades, la nature fera disparaître l'engorgement pulmonaire sous l'influence d'une amélioration générale, et la convalescence sera définitivement assurée.

15e OBSERVATION. — *Pneumonie droite, épistaxis, macules scorbutiques, gangrène de la bouche, adynamie, engorgement de la rate, suites de fièvres rebelles.*

Pilhatre (Louis), soldat au 15e léger, âgé de 34 ans, depuis six ans en Afrique, est entré le 2 février à l'hôpital pour une cachexie paludéenne.

Teinte jaunâtre et terne de la peau, jaspée de macules bleuâtres, amaigrissement, affaiblissement général. Toniques variés.

Le 5 février, épistaxis abondante. Le sang est diffluent et ressemble à une décoction de bois de Campèche. Anémie; bruit de souffle intermittent dans les carotides. Essoufflement au moindre exercice musculaire. Le malade ne peut se résoudre à quitter le lit. Ulcération des gencives, tuméfiées, saignantes au moindre attouchement; haleine fétide, insupportable. Engorgement de la rate. La fièvre revient par accès éloignés. Dans l'intervalle, pouls à soixante pulsations dépressibles. Toniques, quinquina, sulfate de quinine.

Le 10 mars, nouvelle épistaxis. Tamponnement des fosses nasales. Toux fréquente, sans expectoration, sans douleur dans la poitrine. Râles muqueux. Peau chaude, halitueuse. Faiblesse et accablement. Langue blanche et humide; lèvres blafardes. L'ulcération des gencives devient gangreneuse.

Le 11, crachats sanguinolents, fétides, provenant des gencives. Toux brève, sans expectoration. Légère douleur sous le téton droit pendant les secousses de la toux. Dyspnée. Diminution du bruit respiratoire aux deux tiers inférieurs du poumon droit. Expansion vésiculaire dans le poumon gauche. Chaleur brûlante de la peau. Coloration des pommettes; pouls vibrant sans être dur; quatre-vingt-sept pulsations. Looch kermétisé à un gramme.

Le 12. Crachats ressemblant à de la solution épaisse de gomme. Respiration soufflante au niveau de l'omoplate; râle crépitant au niveau de la fosse sous-épineuse. Râles muqueux disséminés. Toux rare; pouls à 90. Vésicatoire sur le côté droit; continuation du kermès à la même dose.

Le 13. Crachats visqueux, safranés; quelques-uns sanguinolents sont moins consistants, et ressemblent à une solution de gomme colorée en rouge; souffle bronchique et matité très-étendue, sans râle crépitant. Cent pulsations, anéantissement des forces, 0,8 de kermès.

Le 15. Délire, langue fuligineuse, fétidité horrible de la bouche; soif; selles involontaires; prostration extrême; narines pulvérulentes; faciès hippocratique; pouls insensible.

Le 15. Mort dans la nuit.

Autopsie.— Emaciation extrême, taches ecchymotiques de la largeur d'une lentille sur la surface cutanée, principalement au cou, aux bras et sur les extrémités inférieures.

Le poumon gauche est exsangue. Le poumon droit crépite au sommet, mais dans les deux tiers inférieurs il ressemble à une masse dense et compacte, plutôt splénisée qu'hépatisée, d'une coloration générale violacée, avec des marbrures déchiquetées, les unes jaunâtres, les autres brunes. L'incision laisse échapper en petite quantité du sang diffluent, peu coloré, violacé, sans traces de pus, provenant d'une surface luisante et parfaitement lisse. Nous rencontrons dans cette masse, qui ne ressemble pas à l'hépatisation décrite par les auteurs, quelques lobules dont la friabilité est manifeste, et d'autres qui semblent être le résultat de la condensation d'une matière plastique rouge au sein des cellules et des vésicules. Nous n'avons point trouvé, comme dans beaucoup d'observations semblables, de noyaux mélaniques déposés dans le parenchyme congestionné à la suite des fièvres.

Réflexions.— Nous venons de voir l'exemple d'une

pneumonie au milieu d'une altération générale profonde de l'organisme. Elle nous a présenté la forme inflammatoire arrivée à son dernier degré d'abaissement. L'état cachectique était caractérisé par la pâleur des tissus, l'allanguissement des fonctions, la fluidité du sang et son appauvrissement, l'anéantissement du système nerveux si intimement lié au système vasculaire. Comment une inflammation du poumon pouvait-elle se déclarer au milieu de conditions si peu favorables à son évolution ? La cachexie paludéenne finit par produire à la longue l'asthénie des viscères, d'où résultent des congestions passives, des hypostases sanguines, d'autant plus faciles à se produire et plus considérables, que les vaisseaux, plongés dans l'atonie générale des tissus, ont moins d'énergie pour réagir et pour se débarrasser du trop-plein qui les engorge. Les inflammations, et en particulier la pneumonie, doivent donc être fort rares lorsque, comme dans cette observation, la défibrination du sang, d'après MM. Andral et Gavarret, s'oppose au développement facile des phlegmasies. Cependant, malgré ces conditions qui devaient rendre si difficile l'inflammation du tissu pulmonaire, nous croyons avoir eu affaire à un cas de pneumonie. Mais aussi remarquons combien les symptômes, participant de l'indolence générale, ont été peu énergiques, outre qu'un grand nombre ont fait défaut. Les altérations anatomiques ne se sont pas offertes avec les mêmes caractères morbides d'une pneumonie franche, survenue d'emblée. Dans celle-ci, l'hépatisation rouge est parfaitement reconnaissable par sa friabilité dépendant du ramollissement des tissus, et par l'infiltration sanguine. La coupe laisse échapper un écoulement sanieux et spumeux d'une surface granuleuse. Ici, les données de l'anatomie pathologique n'ont pas été aussi tranchées. Le poumon présentait une forte splénisation générale, comme si la masse sanguine, par suite de l'hypostase, avait pénétré dans le tissu entier pour s'y coaguler ou s'y condenser, sans pouvoir rentrer dans le torrent circulatoire. Pourquoi n'avons-nous trouvé cette lésion que dans un seul poumon ? Il nous semble que si on devait la rattacher uniquement à une congestion hypostatique passive, on l'aurait constatée dans les deux poumons à la fois ; car le malade ne se couchait pas de préférence sur le côté droit, habitude qui, en portant la déclivité plutôt de ce côté que de l'autre, pourrait jusqu'à un certain point expliquer le mécanisme de la stase sanguine. Nous sommes donc obligé d'admettre une autre condition dynamique vitale, un stimulus inflammatoire auquel, malgré les symptômes diffus et peu sensibles, il ne nous répugne nullement d'attribuer en partie les lésions anatomiques que nous venons de décrire.

Nous allons maintenant tâcher de décrire la pneumonie de l'Algérie dans son ensemble, dans ses symptômes, sa marche, sa durée, sa terminaison, ses lésions anatomiques et son traitement, et nous ferons en sorte d'en faire ressortir les différences et les variétés dans les diverses conditions où elle se manifeste à notre observation journalière.

SYMPTOMATOLOGIE.

Les prodrômes de la pneumonie d'Afrique, tels que le frisson, la fièvre, la lassitude, le malaise général, la céphalalgie, la dyspnée, le point de côté, diffèrent très-peu des mêmes symptômes observés en France, dans les cas où les pneumonies se déclarent chez des individus dont l'organisation n'a pas été sensiblement modifiée par le climat ou par les maladies endémiques. Dans les cas contraires, ces phénomènes précurseurs sont très-peu tranchés et saillants ; le plus souvent la pneumonie se déclare à la suite d'une bronchite, qui explique à elle seule ces prodrômes, sans qu'il soit encore possible de saisir les symptômes locaux de la maladie. Le frisson initial manque presque toujours dans les pneumonies latentes ou intercurrentes. Il faut bien savoir distinguer ce frisson d'avec un véritable accès de fièvre, quand la pneumonie se déclare au foyer des miasmes et dans la cachexie paludéenne. Il n'est pas rare de voir, au milieu des états morbides qui constituent cette affection, apparaître de loin en loin des accès intermittents, malgré les localisations congestionnelles ou inflammatoires déclarées au sein de l'organisme. Le frisson d'un accès de fièvre est immédiatement suivi de chaleur et de sueurs. Une fois l'accès terminé, le calme renaît, tandis que le frisson de la pneumonie s'accompagne presque toujours d'un point de côté ou de dyspnée. Il n'est ressenti qu'une seule fois, et la chaleur fébrile qui lui succède persiste ordinairement.

La douleur de côté est d'autant plus forte que le malade est doué d'une sensibilité plus vive ; aussi manque-t-elle souvent, ou n'est-elle ressentie que pendant les efforts de la toux, ou les fortes inspirations chez les sujets d'une sensibilité obtuse, ou qui ont été débilités par des maladies antérieures.

La toux ne manque presque jamais, quoique la bronchite n'ait pas précédé la pneumonie, mais elle n'est pas aussi intense. Elle est même quelquefois si légère et si peu pénible, que les malades ne s'aperçoivent pas qu'ils toussent. La plupart du temps c'est une toux sèche, bruyante, rauque au début, rarement quinteuse, et se répétant à des intervalles éloignés. Une fois la pneumonie annoncée par les symptômes physiques, elle diminue sensiblement. Dans la cachexie paludéenne, elle n'existe pas ordinairement, non-seulement parce que le malade affaibli ne peut plus obéir aux incitations musculaires, mais encore parce que l'influx nerveux épuisé ne lui permet plus de ressentir le besoin de tousser.

Que la pneumonie soit ou non accompagnée ou précédée de bronchite, l'expectoration est le symptôme qui offre les caractères les moins constants et les plus variés. Elle manque très-souvent, et les crachats, quand ils se montrent, sont loin d'être toujours rouillés, et par conséquent pathognomoniques. Tantôt ce sont ceux d'une simple bronchite, quoique le râle crépitant et le souffle tubaire soient manifestes ; tantôt ils sont visqueux, transparents ou opaques, ressemblant à une solution de gomme, ou bien ils sont séreux et sanguinolents. Les crachats caractéristiques ou rouillés s'observent d'autant plus souvent que la constitution est moins appauvrie, et que les malades s'éloignent moins des conditions d'une santé ordinairement vigoureuse et qui n'a pas éprouvé de fortes atteintes de la part du climat ou des affections paludiques. Les crachats font presque toujours défaut, ou leur quantité est extrêmement minime dans les pneumonies accompagnées de diarrhée ou de dyssenterie, concomitantes ou consécutives. Ces affections, en entraînant une grande quantité de fluides dans la partie inférieure du canal intestinal, n'auraient-elles pas pour effet de diminuer la quantité des crachats, et même d'en abolir complètement la sécrétion? Pendant les fortes chaleurs de l'été, les matières expectorées sont très-peu abondantes ; à peine observe-t-on quelques crachats légèrement colorés par le sang. Cette particularité, si fréquente en Algérie, ne peut-elle pas trouver une explication suffisante dans la diminution du sérum du sang, que les fortes transpirations enlèvent journellement à l'économie ? Dans les pneumonies latentes, l'expectoration est nulle, ou les crachats sont faiblement rouillés; car la sécrétion s'en fait difficilement dans un tissu congestionné, frappé d'impuissance. D'un autre côté, le sang défibriné, diffluent, ne pouvant plus fournir de matériaux à la sécrétion des crachats caractérisques, a beaucoup plus de tendance à s'échapper du tissu pulmonaire sous forme d'exsudation ou de transsudation passive. Les mêmes phénomènes, quant à la nature des selles, se produisent dans la dyssenterie née dans les mêmes conditions pathologiques. Au lieu d'observer des mucosités combinées avec le sang, provenant d'un travail sécrétoire de la muqueuse enflammée, et qui ressemblent tant aux crachats de la pneumonie, ce ne sont plus que des selles exclusivement constituées par du sang appauvri, défibriné, qui s'échappe des vaisseaux comme par une sorte d'exhalation.

La dyspnée n'est pas toujours proportionnée à la fréquence de la respiration, ni à l'intensité de la douleur. Celle-ci peut manquer, et cependant le malade est oppressé. La dyspnée dépend davantage de l'étendue de l'inflammation et de son siège. Ainsi, elle est plus forte quand la phlegmasie occupe les deux poumons à la fois, et le sommet plutôt que la base ; tant qu'il reste assez de tissu pulmonaire sain pour subvenir aux besoins de l'hématose, la dyspnée et l'oppression ne sont pas en général bien marquées, parce que le mécanisme de la respiration n'est pas complètement enchaîné, ou parce que, dans le cas où la puissance vitale est diminuée, épuisée, les poumons participent à cette faiblesse générale. Leur jeu étant moins énergique, ils fonctionnent avec la lenteur d'un mécanisme dont les rouages ont été usés.

Percussion et auscultation. — Au commencement de la pneumonie, lorsqu'elle succède à une bronchite, la percussion fournit des données séméiologiques très-importantes, depuis l'obscurcissement de la résonnance pulmonaire, jusqu'à la matité prononcée. Les résultats fournis par ces deux modes d'exploration sont quelquefois les seuls signes qui, en l'absence des autres phénomènes, nous font reconnaître la lésion pulmonaire. Aussi devons-nous y avoir recours dès que nous avons lieu de craindre l'évolution d'une pneumonie intercurrente. Alors, la percussion nous indique la condensation pulmonaire, dont les vésicules oblitérées ont perdu leur élasticité, et l'auscultation vient corroborer par des signes précieux le degré, l'étendue et la marche de la lésion locale, que la percussion nous avait fait soupçonner. Il n'est pas rare de constater la matité, le souffle bronchique et la bronchophonie, sans que ces signes aient été précédés de douleur de côté, de toux ou d'expectoration. Lorsque la bronchite précède la pneumonie, il n'existe ordinairement aucune interruption entre les râles sonores, sibilants, ronflants, muqueux, qui appartiennent à l'inflammation des bronches, et le râle crépitant de la phlegmasie du poumon. Quand celui-ci est perçu, les autres persistent à se faire entendre. D'autres fois, le râle crépitant consécutif subsiste seul; mais alors les bulles qui le composent ne sont pas sèches, ni égales entre elles. Elles sont plus humides et se rapprochent du râle sous-crépitant. Dans quelques circonstances, le souffle bronchique s'observe immédiatement après les symptômes de la bronchite, sans que le râle sous-crépitant se soit encore fait entendre. Alors, ce dernier signe n'est pas constant et permanent. Il disparaît pour revenir, réduit à quelques bulles qu'il faut, pour ainsi dire, saisir au passage. Dans la pneumonie centrale, les portions hépatisées étant profondément situées, la percussion ne fournit que des signes équivoques; car, entre la lésion et la paroi thoracique, il existe des portions saines et non hépatisées; mais en faisant faire au malade de fortes inspirations, on entendra du râle crépitant qui lèvera tous les doutes.

Le souffle bronchique et la bronchophonie précèdent le râle crépitant dans les cas où il existe des noyaux d'hépatisation centrale, ou une inflammation disséminée dans les lobules. Ces lésions ne sont ordinairement trahies que par des râles crépitants rares et comme étouffés par d'autres bruits anormaux.

Le souffle tubaire, le râle crépitant, bien caractérisés, sont sans doute des signes à peu près certains de la pneumonie. Mais ils sont souvent masqués et même inaperçus, lorsque l'élément catarrhal prédomine. Dans cette circonstance, l'abondance des mucosités donne lieu à des bruits qui en rendent la perception très-obscure.

Circulation. — On saitque la pneumonie est celle de toutes les phlegmasies qui accélère le plus souvent le pouls, en lui donnant plus de force et de volume. Ce symptôme est à peu près constant dans les pneumonies de France et dans la plupart des pneumonies de l'Algérie. D'après les relevés de M. Bouillaud, faits à Paris sur vingt-six malades, la moyenne des pulsations artérielles a été de 100 (maximum 128 ; minimum 76). Chez plus de la moitié des sujets observés par M. Grisolle, le pouls s'est élevé de 100 à 116. Nos propres observations en Algérie ne nous ont pas fourni les mêmes résultats : en général le pouls nous a donné des pulsations moins fréquentes. Comme les battements du cœur croissent et augmentent, d'après Laënnec, avec l'orgasme inflammatoire, ils devaient être évidemment moins fréquents dans les cas où, par suite des modifications de l'économie, cet orgasme était moins violent. Or, chez nos individus débilités par la cachexie, épuisés par des maladies endémiques longues et rebelles, les phlegmasies du poumon devaient-elles présenter des phénomènes de réaction moins intenses ? Dans ces cas, non-seulement le pouls a été moins accéléré, mais il était mou et dépressible, et nous engageait à être réservé sur les émissions sanguines. Nous avons observé des faits où la circulation n'avait subi aucun trouble sensible. Le nombre des pulsations s'est quelquefois même abaissé au-dessous du chiffre normal. Ce phénomène a été constaté dans les pneumonies compliquées d'ictère.

La diarrhée ou la dyssenterie ont presque toujours, au moment de leur apparition, ralenti la circulation lorsqu'elle était plus rapide, comme à la suite d'une saignée, ou après l'emploi de l'émétique à haute dose.

Le sang des saignées était ordinairement recouvert

d'une couenne moins épaisse, et souvent cette couenne n'existait pas. Elle était remplacée, surtout dans les états cachectiques, par un réseau très-lâche de fibrine.

Souvent le sérum et le caillot sont incomplètement séparés l'un de l'autre. Celui-ci est, presque dans tous les cas, mou et volumineux, remplissant toute la largeur du vase, avec une très-petite quantité de sérum.

Nous n'insisterons pas sur l'habitude extérieure, qui offre les changements que nous avons signalés dans nos considérations générales, et qui dépendent moins de l'affection locale que des conditions spéciales dans lesquelles étaient les malades.

Lorsque dans le cours d'une diarrhée, d'une dyssenterie, d'une hépatite, dans la cachexie paludéenne, le visage prend plus de coloration et d'animation, que la chaleur devient plus prononcée, avec augmentation de l'appareil fébrile, ces symptômes indiquent ordinairement, lors même qu'il ne serait pas encore possible de saisir les signes d'une lésion locale, qu'une phlegmasie est sur le point de se fixer dans quelque viscère. Avec une attention soutenue, et au moyen d'une investigation persévérante, on finira par la découvrir. Que l'on interroge donc chaque jour avec soin les fonctions du poumon. S'il existe une phlegmasie du parenchyme pulmonaire, l'auscultation et la percussion ne la laisseront pas inaperçue. On sait que la cachexie paludéenne se termine assez fréquemment par des états typhoïdes, qui ne ressemblent nullement à la fièvre typhoïde, et qui conduisent au tombeau le malade à travers des symptômes complexes, ataxiques et adynamiques. La pneumonie vient pour sa part concourir aux désordres généraux ; alors, cette phlegmasie jouant le rôle de complication, se développant sous les traits de l'affection typhoïde, s'annoncera au milieu des troubles profonds de l'innervation, au sein d'une décomposition avancée des fluides de l'économie.

Nous ne rappellerons pas les symptômes de cet état typhoïde, puisqu'ils n'appartiennent pas en propre à la pneumonie. Seulement, il est bon d'être prévenu qu'il est bien souvent difficile d'en saisir les signes, parce qu'ils sont étouffés par des symptômes graves qui captivent l'attention du médecin.

MARCHE. — DURÉE. — TERMINAISON.

La marche de la pneumonie d'Afrique est, comme celle de la pneumonie de France, subordonnée à une multitude d'influences complexes, dépendant de son intensité, de son étendue, de son siège, de l'âge, du tempérament, des complications, des circonstances atmosphériques, etc. En général, lorsque la constitution n'a pas subi de modifications bien remarquables, elle passe régulièrement d'une période à une autre, depuis les symptômes prodromiques jusqu'à sa terminaison. Le premier degré est nettement indiqué par la diminution de la résonnance thoracique, par la faiblesse du bruit respiratoire. Puis le râle crépitant se déclare presque aussitôt, associé aux symptômes généraux. Le passage du premier au deuxième degré est caractérisé par un râle crépitant plus intense, plus étendu, par une matité plus prononcée. La dyspnée augmente, quoique la chaleur soit moins vive qu'au début, et la fièvre s'accroît avec la chaleur de la peau, couverte d'une moiteur halitueuse. Dans ce moment, les crachats visqueux sont plus rares, et expectorés plus difficilement. Dans les cas ordinaires, lorsque la médication vient à temps combattre avantageusement les symptômes, la maladie ne fait plus de progrès et entre en voie de résolution, sans attendre le troisième degré de l'hépatisation grise.

Que le climat de l'Algérie soit une condition favorable aux succès du traitement, ou que les pneumonies soient moins tenaces et plus superficielles, nous devons dire que leur marche est assez rapide.

Lorsqu'il n'existe aucune complication qui en altère la physionomie habituelle, la résolution en est prompte; et lorsque le traitement est impuissant à en arrêter l'intensité, le terme fatal arrive avant qu'elles ne soient parvenues au troisième degré de l'hépatisation grise.

Mais la pneumonie d'Afrique est loin d'offrir toujours une marche régulière : si elle est moins aiguë, moins inflammatoire, elle est aussi beaucoup plus insidieuse. La lésion peut être identique, mais les symptômes qui appartiennent à tel ou tel degré ne se combinent pas, ne se succèdent pas avec le même ordre. Quelquefois, en effet, il existe déjà une hépatisation avancée, lorsque les symptômes rationnels du début ont été nuls ou très-peu prononcés, et la maladie resterait inaperçue si l'on ne pratiquait pas la percussion et l'auscultation. Quoique ces deux modes d'exploration offrent des signes moins caractéristiques, ils suffisent cependant, dans la majorité des cas, pour constater la lésion locale, qui s'est pour ainsi dire déclarée d'une manière latente. Lorsque la marche est insidieuse, nous n'observons pas ces exacerbations fébriles que l'on rencontre dans les pneumonies franches. Souvent encore, on croit que sous l'influence du traitement la maladie s'est arrêtée dans sa marche progressive, à raison de la disparition de la fièvre et des crachats, de la diminution de la matité et du souffle bronchique; mais le lendemain ces signes locaux reparaissent avec une nouvelle intensité. Cette particularité s'observe surtout dans les pneumonies développées dans la cachexie paludéenne et doit tenir constamment le médecin en éveil.

La pneumonie se déclare-t-elle au sein de l'organisme débilité par des maladies antécédentes, vient-elle se surajouter aux états morbides qui succèdent aux fièvres rebelles, il serait difficile d'en déterminer avec exactitude la durée, car celle-ci est évidemment subordonnée, comme sa marche, à la gravité, à la rapidité des désordres organiques qui, sans jamais rester stationnaires, à moins qu'un traitement approprié n'en arrête les progrès envahissants, acquièrent chaque jour plus d'intensité. Dans le cas contraire, elle nous a semblé avoir une durée moins longue qu'en France.

L'époque où la résolution commence n'est pas facile à déterminer. Lorsque l'expectoration, le râle crépitant, le souffle bronchique offrent les variétés que nous avons signalées, dans les cas où la fièvre s'était déclarée intense, nous avons toujours considéré la maladie comme étant en voie de guérison. Chaque fois que les pulsations artérielles ne dépassaient plus le chiffre normal, et que cet état persistait, quoique les symptômes locaux n'eussent pas encore complètement disparu, la convalescence nous paraissait assurée, et nous n'hésitions pas à accorder des aliments aux malades.

Sans admettre d'une manière absolue la doctrine des crises, il nous est impossible d'expliquer autrement que par ce mode de terminaison l'amélioration des symptômes de la pneumonie, survenue dans les cas où la diarrhée et la dyssenterie se sont déclarées pendant le traitement. On sait qu'en Afrique, elles sont fréquentes ; dans le cercle de nos observations, elles forment pour ainsi dire le fond du tableau de notre cadre nosologique. Lorsqu'elles ne sont pas intenses au point d'affaiblir par trop nos malades, nous devons les considérer comme un épiphénomène avantageux, comme une évacuation critique.

Nous n'avons vu qu'une seule fois la pneumonie se terminer par un foyer purulent. Il existait en même temps un abcès du foie ne communiquant pas avec le poumon ; ce fait a été consigné dans notre mémoire sur les maladies du foie, inséré dans le cinquante-huitième volume des *Mémoires de médecine militaire*.

DIAGNOSTIC.

Les considérations nombreuses auxquelles nous nous sommes longuement livré doivent faire pressentir combien le diagnostic sera difficile dans certains cas. Aussi nous ne saurions trop vivement insister sur l'examen minutieux des symptômes de la pneumonie d'Afrique, dont l'existence passerait souvent inaperçue, si, par une exploration journalière de la poitrine et par un examen attentif des phénomènes locaux et généraux, on ne s'efforçait de la diagnostiquer avec certitude.

Dans la pneumonie franche ordinaire, on observe un frisson initial, une fièvre inflammatoire, un point de côté, de la gêne dans la respiration, de la toux, des crachats rouillés et visqueux. Ces symptômes, avant la découverte de l'auscultation et de la percussion, suffisaient aux médecins pour diagnostiquer à peu près constamment une inflammation du poumon. En Afrique, ces symptômes rationnels peuvent non-seulement manquer individuellement, mais encore ils peuvent faire défaut tous à la fois, ou au moins être très peu prononcés et fugitifs. Nous avons, par exemple, fait connaître les variétés de l'expectoration; si ce symptôme n'existe pas, ou si les crachats sont ceux d'une simple bronchite, nous serons privés d'un signe précieux, qui sera sans valeur pathologique pour la pneumonie, et par conséquent nous ne pouvons pas même, notre attention n'étant pas attirée sur l'organe pulmonaire, soupçonner son inflammation. Dans les premiers temps de notre séjour en Algérie, nous avons commis quelques méprises, parce que, n'ayant pas encore été prévenu par nos fautes, nous négligions d'explorer avec soin la poitrine de nos malades. C'est surtout dans les pneumonies latentes qui se réveillent avec des caractères rationnels si variés, si fugaces et si peu tranchés, que le stéthoscope devient indispensable, indiquant seul l'état du poumon. Il faut donc percuter et ausculter souvent les malades avec beaucoup de soin ; si les signes physiques ne sont pas remarqués pendant les premiers jours, ils ne tarderont pas à être signalés. N'oublions pas que la pneumonie peut arriver au troisième degré de l'hépatisation grise sans avoir été annoncée par de la toux, de la dyspnée, des crachats et la fièvre. Cette particularité se remarque dans les états typhoïdes graves, qui masquent les symptômes pulmonaires ; mais l'auscultation et la percussion, devenues d'une absolue nécessité, feront découvrir la matité, le souffle tubaire et le râle crépitant. Ces derniers symptômes, il est vrai, ne se rencontrent pas tous à la fois chez le même individu. Ce n'est pas une raison, lorsque l'un fait défaut, pour se prononcer contre l'existence de l'inflammation pulmonaire ; car, dans la pneumonie lobulaire ou centrale, par exemple, la matité et le râle crépitant peuvent fournir des états négatifs, pendant que le souffle bronchique sera manifestement perçu par l'oreille. D'un autre côté, ce dernier signe peut manquer à son tour, quoique l'on signale du râle crépitant ou sous-crépitant, accompagné ou non de crachats rouillés caractéristiques. Nous avons fourni des exemples où ce craquement vésiculaire était souvent mélangé de râles muqueux à bulles plus ou moins grosses, ou de râles sibilants, qui en altéraient la pureté. Rappelons encore qu'il est souvent nécessaire de faire tousser les malades et de les engager à faire de grandes inspirations au moment de l'exploration, au risque de méconnaître, sans cette précaution indispensable, le souffle tubaire et le râle pathognomonique, obscurcis par différents bruits.

COMPLICATIONS.

Il est un fait incontestable, c'est que la diarrhée, la dyssenterie avec ses complications, l'impaludation avec ses formes diverses, tiennent sous leur dépendance toutes les maladies qui surgissent en Algérie, soit qu'elles les précèdent ou les accompagnent, soit qu'elles leur succèdent. Cependant, en dehors de l'influence endémo-épidémique, qui semble sommeiller pendant l'hiver et le printemps, et même pendant que son autocratie se fait plus particulièrement sentir, on voit naître des pneumonies sporadiques, plus ou moins dégagées de sa domination.

Nous nous sommes suffisamment étendu sur les modifications apportées dans l'économie par la constitution médicale de ce pays. Nous n'y reviendrons pas. Mais nous devons insister sur une complication très-fréquente dans les localités à fièvres intermittentes.

Existe-t-il une pneumonie intermittente, qui ne serait qu'une des nombreuses formes de l'intoxication paludéenne? Nous avons, depuis longtemps, fait connaître notre dissidence avec les auteurs qui veulent que la diarrhée, la dyssenterie, l'hépatite, soient sous la dépendance immédiate de l'agent miasmatique, et nous croyons avoir apporté des preuves suffisantes contre cette opinion.

Que le toxique paludéen prête son concours à l'action des causes qui développent plus particulièrement ces maladies, nous ne le contestons nullement; admettons même que ces diarrhées, ces dyssenteries, soient le résultat de l'impaludation, aussi bien que les états pathologiques que nous avons décrits dans notre mémoire sur la cachexie paludéenne, il nous est impossible de reconnaître une identité d'origine pour la pneumonie développée au sein des foyers palustres, et de la considérer comme une forme de l'impaludation, sous la dénomination de pneumonie intermittente. Quel est le médecin qui prétendra, par exemple, que la pneumonie développée dans la cachexie saturnine est directement produite par les émanations de plomb?

Quoi qu'il en soit, il existe des pneumonies avec des symptômes intermittents, nous en avons cité deux exemples. Mais ces symptômes intermittents ne portent pas sur les signes physiques de la lésion pulmonaire, dont l'auscultation et la percussion, malgré l'apyrexie et la rémission des phénomènes généraux, démontrent la permanence constante. Lorsque la pneumonie précède la fièvre, nous devons considérer celle-ci comme une complication, tandis que, au contraire, si la fièvre intermittente existe déjà avant l'apparition des symptômes pulmonaires, la pneumonie doit être regardée comme l'affection subalterne, surtout si l'affection paludique prend le caractère pernicieux. Dans tous les cas, nous ne voyons là que les effets d'une adjonction de deux éléments pathologiques fortuitement associés, l'un congestionnel ou inflammatoire dû à une prédisposition individuelle; l'autre intermittent, provenant du foyer miasmatique dans lequel le malade est plongé. Quoiqu'il n'y ait qu'une association momentanée de ces deux éléments, ils se combinent néanmoins de telle sorte qu'on pourrait les confondre dans une seule et même affection. C'est ainsi que certains auteurs, trop prodigues dans la multiplication des formes et des variétés de la fièvre intermittente, ont admis une fièvre intermittente pneumonique. Pour nous, nous croyons devoir nous soumettre à une plus grande réserve, justifiée par l'analyse des faits dont nous avons été témoin, tout en les prenant en grande considération sous le point de vue du traitement combiné qui leur convient.

Quant à la pneumonie rémittente, dont l'existence paraissait moins contestable, c'est encore pour nous une inflammation ou un élément anatomique à symptômes continus, associé à un élément palustre à symptômes rémittents, lequel a bien pu prêter son concours à la cause qui a fait naître la pneumonie, devenue complexe, mais qui, à coup sûr, ne l'a pas développée d'emblée.

Nous n'insisterons pas sur les autres maladies qui sont regardées comme des complications de la pneumonie, telles que la bronchite, la pleurésie, la phthisie pulmonaire, pas plus que sur les maladies des organes circulatoires. Outre que ces complications, plus ou moins fréquentes, n'offrent pas de grandes différences à noter eu égard aux pneumonies de France, leur étude nous entraînerait au-delà des limites que nous nous sommes imposées.

Quant aux maladies de l'abdomen, la diarrhée, la dyssenterie, l'hépatite, nous avons suffisamment fait connaître la modification qu'elles apportaient dans la symptomatologie, la marche et la terminaison de la pneumonie. Nous n'y reviendrons pas.

Le délire, assez fréquent en France, se manifeste assez rarement comme complication dans la pneumonie d'Afrique, et ce symptôme ne nous a pas semblé aussi grave qu'on le considère généralement.

PRONOSTIC.

Le pronostic absolu de la pneumonie d'Afrique doit être basé moins sur le degré, l'intensité, le siège, la marche plus ou moins rapide de l'inflammation locale, que sur les formes et les variétés qu'elle présente. Dans le premier cas, lorsqu'elle est simple et que l'économie n'a pas été sensiblement modifiée, elle n'offre pas de bien grandes différences à noter sous le point de vue du pronostic. Cependant, abstraction faite de notre méthode de traitement, qui doit entrer pour quelque chose dans nos résultats obtenus, la pneumonie simple nous a toujours semblé présenter moins de gravité. Notre mortalité, dans ces cas, n'a été que de 1 sur 12; tandis que la moyenne générale en France, d'après un grand nombre de relevés, est de 1 sur 3 ou 4. Nous ne prétendons pas, certainement, demander à la statistique une signification plus grande que celle qu'elle peut nous offrir, et nous nous garderons bien de tirer une conclusion absolue de nos chiffres bruts, dont il est difficile, faute de pouvoir introduire tous les éléments qui doivent figurer dans une statistique bien faite, de déterminer avec netteté et une précision mathématique la valeur exacte.

Nous ne nous occuperons pas, dans ce chapitre, des circonstances de la maladie considérée en elle-même, telles que son degré d'intensité, son étendue, sa profondeur, son siége, ses complications naturelles, etc. Nous ne ferons connaître que les éléments en dehors de la maladie, qui doivent nécessairement introduire de notables différences dans le pronostic, au point de constituer à eux seuls toute la gravité de la maladie, la lésion locale n'étant, pour ainsi dire, qu'une complication.

Lorsque la pneumonie se déclare inopinément, comme maladie intercurrente dans la cachexie paludéenne, au milieu de symptômes ataxiques ou adynamiques, soit qu'il existe ou non un engorgement des viscères abdominaux, soit une profonde altération du sang, produisant des hémorrhagies passives, des macules scorbutiques sur les membres, ou bien une chloro-anémie, avec une tendance aux suffusions générales séreuses, aux diarrhées débilitantes, l'affection pulmonaire concourra avec tous ces états morbides au dépérissement progressif des malades, dont la santé est déjà si profondément détériorée; elle hâtera certainement le terme fatal, en usant, par un surcroît fébrile momentané de symptômes, le peu de forces qui alimentaient encore leur existence défaillante. Aussi, une fois les malades arrivés à ce degré de dépérissement et de détérioration organique, les pneumonies ont-elles presque toujours été mortelles.

Nous avons dit que la diarrhée et la dyssenterie exerçaient ordinairement, lorsque le malade n'était pas plongé dans une débilité trop avancée, une influence salutaire sur la marche et la terminaison de la maladie; car, comme il existe une loi de balancement, non-seulement entre les fonctions physiologiques, mais encore entre les altérations morbides ayant leur siège dans des cavités splanchniques différentes, cette loi paraît d'autant plus manifeste, que les organes où siègent ces altérations sont plus éloignés les uns des autres. Il en résulte que les dissemblances et l'opposition sont beaucoup plus tranchées entre les maladies du poumon et les affections de la partie inférieure du canal alimentaire. Le pronostic, dans ces cas, n'est pas très-défavorable; l'intensité de la dyssenterie, en détournant les liquides de l'organe pulmonaire, diminue la vitalité et l'énergie de cet organe, et par suite son inflammation.

Il n'en est pas de même si l'élément paludique s'associe à l'inflammation du poumon. Que cette inflammation soit consécutive ou antérieure à l'impaludation, toujours est-il que, s'il survient un accès pernicieux, elle sera très-dangereuse; malgré l'emploi du sulfate de quinine à haute dose, moins par l'effet plus ou moins grave de l'élément anatomique, que par l'adjonction des symptômes de l'impaludation qui domine toute la maladie.

L'époque où la pneumonie se déclare apporte aussi une grande influence sur la marche et l'issue de la maladie. Les pneumonies du printemps offrent une réaction plus franche, plus inflammatoire que les pneumonies de l'été, par conséquent elles présentent plus de prise à nos moyens thérapeutiques, et la guérison sera beaucoup plus facile à obtenir. Ajoutons encore que la douce influence d'une température uniforme n'est pas étrangère au succès de nos médications, tandis que, dans l'automne et pendant l'hiver, outre que la constitution a été plus débilitée par les chaleurs estivales ou par l'impaludation qui laissent tant de reliquats des maladies endémo-épidémiques, l'atmosphère froide et pluvieuse, en refoulant et en concentrant dans l'intérieur les liquides de l'économie, ajoute beaucoup au danger des pneumonies, dont la résolution devient beaucoup plus lente et beaucoup plus équivoque. C'est ce qui explique sans doute pourquoi les bronchites et les pneumonies sont quelquefois d'une tenacité désespérante dans les lieux élevés, remarquables par le froid relatif qui y règne pendant l'hiver, et par les variations atmosphériques, comme à Tlemcen, Sebdou, Daya, Saïda, Tiaret ; tandis que, dans les pays de plaine, où la température est plus élevée et plus douce, comme à Lalla-Marghnia, à Aïn-Tmouchent, à Sidi-bel-Abbès, au Sig, les maladies pulmonaires sont non-seulement plus rares, mais cèdent plus facilement à nos médications. Il faut remarquer que ces dernières localités sont aussi celles qui sont le plus infectées par les miasmes, et que les fièvres y prédominent sur le nombre des dyssenteries, plus particulièrement produites par l'action du climat et l'instabilité atmosphérique, jointes aux causes individuelles.

Devons-nous rattacher à cette impaludation plus active, la rareté des pneumonies dans ces localités miasmatiques? Sans vouloir admettre sans réserve la doctrine de M. Boudin sur l'antagonisme des fièvres intermittentes et des affections pulmonaires, nous nous bornerons à constater ici les faits. Or, que l'impaludation tende à exclure la pneumonie de son centre d'activité, soit par une sorte de répulsion de la part de l'agent miasmatique, soit plutôt par la plus grande élévation et la douceur plus uniforme de la température des contrées où l'impaludation se fait généralement sentir sur les habitants, toujours est-il que, d'après nos propres observations, les pneumonies sont beaucoup plus rares là où les fièvres sévissent en grand nombre.

ALTÉRATIONS ANATOMIQUES.

Dans les cas ordinaires qui se rapprochent le plus de la pneumonie franche, les deux degrés de la lésion anatomique sont à peu de différence près les mêmes que ceux observés en France. Cependant on s'assure quelquefois qu'ils ne sont pas aussi bien délimités, aussi bien tranchés, l'engouement et l'hépatisation étant souvent liés par des états intermédiaires appartenant à l'une et à l'autre. Il n'est pas rare de constater chez le même sujet des portions engouées, hyperémiées, pendant que d'autres parties présentent une texture déjà indurée, dense, granuleuse, ramollie au deuxième degré. Dans l'hépatisation, la consistance est en général plus ferme et moins friable, et les granulations sont plus fines et moins apparentes. Lorsque les pneumonies succèdent à une bronchite, dans les pneumonies dites catarrhales, que l'on observe surtout lorsque les hommes sont restés pendant les expéditions d'hiver exposés longtemps à l'influence du froid, des pluies et des neiges, les altérations sont plus superficielles et gagnent en étendue ce qu'elles perdent en profondeur. La maladie n'étant jamais arrivée au troisième degré de l'hépatisation grise, nous n'avons pas eu l'occasion d'en constater les lésions pathologiques.

Les inflammations partielles ou lobulaires sont assez fréquentes : elles se montrent chaque fois que la pneumonie a été entravée dans sa marche, soit que la cause n'ait pas été assez énergique ni d'une assez longue durée, soit que la médication employée à temps ait arrêté son extension dans le tissu pulmonaire. On observe alors, au sein du parenchyme, des groupes de vésicules indurées, se présentant sous la forme de granulations irrégulièrement disséminées, se distinguant du tissu ambiant non-seulement par la couleur, mais encore par une légère saillie visible au milieu des portions saines, affaissées par la section. Cette forme de pneumonie, partielle ou disséminée, se remarque surtout à la suite des bronchites rebelles si fréquentes pendant la mauvaise saison, du froid et des pluies, dans la cachexie paludéenne.

Les pneumonies doubles, d'après nos observations, nous ont paru moins rares qu'elles ne le sont en France. Le lobe inférieur est plus souvent enflammé que le lobe supérieur, et le poumon droit plus souvent que le poumon gauche. Nous n'avons observé qu'une seule fois la suppuration réunie en un foyer.

Nous ne parlerons pas des altérations des bronches et des plèvres ; nous n'aurions à signaler rien d'important à ce sujet. Mais nous devons dire que la phthisie pulmonaire est excessivement rare en Algérie. En effet, d'après un relevé de 1,104 autopsies, faites avec soin pendant que nous nous livrions à des recherches sur la dyssenterie, nous n'avons recueilli que 88 fois des tubercules dans les poumons, 47 fois à l'état caséeux, 18 à l'état crayeux ou plâtreux, 2 à l'état osseux, et une fois à l'état miliaire. Sur ces 1,104 décès, 13 seulement ont été causés par la phthisie confirmée, en suppuration. Si nous nous en rapportons à notre propre statistique, il est incontestable pour nous que la phthisie pulmonaire doit être en Afrique beaucoup moins fréquente qu'en France.

Dans les pneumonies dites latentes qui se développent dans la cachexie paludéenne, au milieu d'un état typhoïde, pendant que l'économie est profondément détériorée, les altérations anatomiques diffèrent essentiellement par leur étendue et leur nature complexe, soit qu'elles comprennent dans la lésion un ou plusieurs tissus élémentaires, soit qu'elles portent sur tout le tissu pulmonaire à la fois. Le poumon est-il simplement congestionné au premier degré de l'engouement, la section laisse écouler une sérosité moins abondante et moins sanguinolente, quelquefois louche et presque transparente. Les poumons sont comme anémiés, et offrent une sorte d'œdème occupant les points où, pendant la vie, on avait entendu du souffle. Cette particularité est fréquente, surtout quand il existe des suffusions séreuses dans l'abdomen ou sur les membres. Dans cette circonstance, lorsque le malade, par suite de l'appauvrissement du sang, est atteint d'hémorrhagie passive, il n'est pas rare de constater sur la surface pulmonaire des ecchymoses, et dans son parenchyme des extravasations sanguines plus ou moins larges. Le poumon est-il hépatisé, il présente des variétés que nous devons faire connaître. On ne voit pas ce tissu ramolli, friable, granulé, d'une couleur uniforme, non résistant, qui constitue le caractère anatomique de la pneumonie arrivée au deuxième degré. On observe une masse tantôt consistante et ferme, tantôt molle et flasque, ou bien une substance réunissant à la fois des portions granulées d'une couleur grisâtre, sanieuses, mamelonnées et ramollies, et des portions plus denses et plus compactes, rougeâtres, brunes, d'où s'échappe à la coupe, ou sous une légère compression, un liquide séro-sanguinolent. A l'extérieur, le parenchyme est d'une couleur foncée, violacée, d'un bleu d'azur, ou bien d'un rouge rosé ou chocolaté. L'intérieur présente les mêmes nuances variées. Là ou le stéthoscope fournissait les signes caractéristiques d'une hépatisation, on rencontre fréquemment, au lieu de cette hépatisation franche, un parenchyme induré, d'une étendue variable, ressemblant à l'hépatisation planiforme, ou à la carnification des auteurs. Cette espèce d'induration est formée d'un tissu rougeâtre, résistant, privé d'air, renfermant quelquefois des plaques ou des bigarrures granitiques d'un blanc grisâtre. La coupe est luisante comme une surface de marbre poli, et il s'en écoule un liquide séro-sanguinolent peu copieux. Souvent encore, on rencontre au sein du parenchyme spongieux des noyaux noirâtres, indurés, imperméables, qui semblent être le résultat d'une véritable apoplexie pulmonaire.

Les auteurs sont loin d'être d'accord sur la valeur anatomique de cette dernière lésion. Les uns la considèrent comme devant appartenir aux pneumonies lentes et chroniques, lobulaires et disséminées, et même aux bronchites capillaires, tandis que les autres pensent que l'inflammation est étrangère à leur formation. Ces derniers, se fondant sur le siège habituel dans les lobes inférieurs ou dans les parties déclives, sur l'absence des granulations, les rattachent aux congestions, aux infiltrations sanguines passives. Dans la cachexie paludéenne, les réactions sont très-faibles ; le sang, altéré dans un ou plusieurs de ses éléments physiologiques, a une grande tendance aux hypostases viscérales. Les capillaires sanguins du poumon, épuisés par les oscillations répétées à chaque mouvement fébrile, finissent, faute d'une réaction assez vive, par perdre la faculté de se débarrasser de l'afflux des liquides qui les surchargent : d'où l'interprétation plus ou moins spécieuse pour expliquer la formation de ces noyaux apoplectiformes, mélaniques. Mais ces indurations partielles ne se présentent pas seules à la suite des pneumonies dont il s'agit ; on observe encore d'autres altérations concomitantes avec les vrais caractères de l'hépatisation. Ainsi, on constate à la fois dans le même poumon : des congestions sanguines sans altération visible de texture, des infiltrations, des ecchymoses, des noyaux indurés, associés aux produits d'une véritable inflammation, lesquels sont reconnaissables à la friabilité, à la granulation de quelques portions disséminées dans le tissu pulmonaire. Dans quelques cas rares, nous avons vu les vésicules, les petites bronches, et même le tissu extra-vésiculaire, remplis d'une sorte de matière plastique d'un blanc grisâtre, que la pression faisait sortir sous la forme d'une substance caséeuse.

Devant tant d'altérations si multiples réunies, il nous paraît bien difficile d'émettre une opinion exclusive. Il est préférable, suivant nous, de demeurer dans une sage réserve. Toutefois, s'il nous était permis de formuler notre manière de voir, nous pensons ne pas trop nous éloigner de la vérité, en disant que, dans ces diverses altérations, l'inflammation et la congestion passive et mécanique nous semblent représentées en même temps, chacune par les lésions qui leur appartiennent et les caractérisent individuellement. Malgré leur association et leur combinaison plus ou moins confondue dans la masse générale, on finira toujours par les séparer et les individualiser selon leur vrai caractère morbide.

Quant à la pathogénie de l'hépatisation planiforme, de la carnification du poumon, qui se montrent si fréquemment dans la cachexie paludéenne, si nous nous en rapportions au peu d'énergie des symptômes de réaction, nous éprouverions une grande hésitation à les attribuer exclusivement à l'inflammation, d'autant plus que ces altérations anatomiques se produisent précisément au milieu de circonstances où le sang est défibriné, vicié ou appauvri, et, par conséquent, peu capable de se prêter au développement facile d'une phlogose. C'est ainsi que certaines maladies, comme le scorbut, par exemple, se développant au milieu de causes débilitantes qui produisent la dissolution du sang, sont considérées comme des affections asthéniques, ne relevant nullement de l'élément inflammatoire.

Mais, malgré la profonde détérioration de l'économie entière, ne peut-il pas survenir un surcroît de stimulus à la suite des congestions passives occasionnées par l'appauvrissement du sang? Dès lors, il ne nous répugnerait pas, quoique les symptômes obscurs, et en quelque sorte étouffés par l'état cachectique manquassent de franchise et d'énergie, d'admettre que, dans quelques occasions, l'inflammation puisse jouer un certain rôle actif dans la production des lésions anatomiques dont il s'agit.

TRAITEMENT.

Les considérations qui précèdent devront servir de guide dans l'application des moyens thérapeutiques.

Si l'affection pulmonaire n'était, comme le pensent quelques praticiens trop préoccupés des lésions anatomiques, qu'une maladie locale, toujours la même, n'offrant de différence que dans son degré, dans ses limites plus ou moins étendues; si elle était constamment attaquable par une méthode curative identique, une telle doctrine serait sans cesse démentie par les faits nombreux qui se sont déroulés à notre observation, et qui ne nous ont pas, malheureusement, fourni des données thérapeutiques aussi simples.

Il suffit, en effet, de rappeler ici combien les pneumonies d'Afrique sont modifiées sous ce climat. Que de formes, de variétés dans la symptomatologie, dans les modifications organiques et dans les produits morbides, qui n'exigent pas une formule absolue, infaillible de traitement, mais une foule d'applications curatives individuelles. N'y aurait-il pas là témérité à vouloir formuler une méthode générale de traitement qu'il serait impossible de baser sur tant d'indications variées et complexes, fournies non-seulement par la lésion locale, par son degré et son étendue, mais encore par la nature de la maladie, par ses causes, par la viciation, la richesse ou la pauvreté des éléments constitutifs du sang, en un mot par la modalité suivant laquelle fonctionnent les appareils organiques ?

Afin de faciliter l'exposé des moyens qui nous ont paru le mieux appropriés au traitement de la pneumonie d'Afrique, suivant les indications multiples, il est nécessaire d'établir les groupes ou les divisions que nous avons déjà adoptés dans ce travail.

1° *Pneumonies très-peu modifiées par le climat.*

Si le malade est nouvellement débarqué en Algérie, en hiver ou en printemps, si la maladie n'a pas encore revêtu une forme spéciale, due à l'action accablante des chaleurs, le traitement sera, à peu de différence près, le même qu'en France. N'oublions pas, toutefois, qu'il faudra s'abstenir rigoureusement d'une formule arrêtée d'avance et définie quant au nombre des saignées coup sur coup, dites jugulantes; car cette méthode serait très-souvent funeste. La plupart des travaux modernes ayant été faits dans le nord, s'ils nous fournissent des préceptes sanctionnés par une expérience habile et par d'heureux résultats, ils ne peuvent pas toujours nous guider dans la pratique médicale des pays chauds, et nous pourrions répéter ici, au sujet des émissions sanguines, ce que nous avons dit ailleurs à l'occasion du traitement de la dyssenterie d'Afrique.

Nous avons rarement recours à plus de trois saignées générales, et nous ne faisons encore pratiquer la troisième que dans de très-rares exceptions. La quantité de sang ne dépasse jamais 400 grammes pour chaque émission sanguine. La première saignée, la plus forte, est de 400 grammes, et, les jours suivants, nous ne tirons plus ordinairement que 300 grammes de sang de la veine. Si, après deux saignées faites les deux premiers jours, l'amélioration se fait attendre, nous appliquons des sangsues, au nombre de vingt à trente, ou des ventouses scarifiées, sur la poitrine, suivant les exigences de la maladie. La douleur de côté est-elle vive, nous employons les émissions sanguines locales concurremment avec la saignée générale. Un large vésicatoire sur le côté malade est un puissant moyen qui vient en aide pour opérer une prompte résolution. Aussitôt que la fièvre tombe, dès que la respiration se fait avec régularité, sans dyspnée, sans fréquence, nous renonçons aux émissions sanguines et aux ventouses scarifiées, car, dès ce moment, malgré la persistance des symptômes locaux, l'engorgement pulmonaire se dissipe, et la convalescence ne tarde pas à s'établir. Nous devons dire que les contractions plus ou moins énergiques du cœur, que l'état du pouls, sa fréquence, sa faiblesse, sa dureté, son ampleur, sa petitesse, sa résistance et sa mollesse, nous fournissent les meilleures règles à suivre dans les quantités de sang qu'il s'agit d'extraire, et les indications les plus sûres pour arrêter ou continuer les émissions sanguines.

Après avoir eu recours à la saignée, aux sangsues

et aux ventouses, nous retirons de l'émétique à haute dose, d'excellents résultats, lorsque la maladie semble vouloir résister au traitement antiphlogistique. Cette méthode mixte est très-souvent en Afrique couronnée de brillants succès.

La pneumonie s'est-elle déclarée pendant les fortes chaleurs de l'été, il faut être plutôt avare que prodigue de saignées générales ou locales. Avec des émissions sanguines multiples, on parvient à combattre, comme à une autre époque de l'année, l'inflammation pulmonaire, mais on se prépare pour l'avenir de cruels mécomptes, que notre expérience nous a appris à éviter sous ce climat. Les forces du sujet auront beaucoup de peine à se rétablir, heureux s'il échappe aux maladies endémo-épidémiques qui viendront fondre sur lui, d'autant plus sûrement que sa constitution, affaiblie par un traitement trop énergique, sera mieux disposée à leur développement. Dans tous les cas, sa santé sera débile et chancelante sous le poids des chaleurs, par suite des déperditions nombreuses que l'économie aura à subir dans cette saison.

2° *Pneumonies modifiées par le climat ou par les maladies endémiques plus particulièrement dues à son action.*

Si les émissions sanguines semblent, comme nous venons de le dire, indiquées avec succès dans les pneumonies de la première catégorie, leur utilité dans celle-ci doit être restreinte dans des bornes beaucoup plus étroites, sans pourtant être rejetées d'une manière exclusive. C'est que la réaction générale est moins intense, le pouls offre moins de dureté et d'ampleur, et le sang des saignées ne présente pas une couenne aussi dense, quelquefois même elle fait défaut; alors le caillot est mou, large, sans sérum. On dirait que le fluide sanguin a subi un commencement de défibrination. Si l'on adoptait la formule des émissions sanguines d'après les vues de M. Bouillaud, outre qu'elle serait couronnée de peu de succès, elle jetterait les malades dans une grande prostration, tout en les privant des forces indispensables à l'issue de la maladie. C'est surtout au lit du malade que le médecin, jugeant du degré de la modification organique par le climat, déterminera avec discernement et toute la sagacité dont il est susceptible, le nombre des saignées et la quantité de sang qu'il faudra enlever.

Règle générale, quand la pneumonie s'annonce avec une moyenne intensité, une saignée de 400 grammes et une application de sangsues ou de ventouses scarifiées suffisent pour dégorger le poumon et pour calmer la douleur locale. Si les symptômes ne dénotent pas d'amélioration, il est préférable de revenir encore aux sangsues et aux ventouses scarifiées plutôt qu'à une saignée de la veine. Cependant une deuxième saignée n'a pas toujours été proscrite d'une manière absolue, lorsqu'elle était impérieusement réclamée par une indication formelle, mais il ne nous est jamais arrivé d'être obligé de revenir trois fois à la phlébotomie. Dans tous les cas, les révulsifs sur la poitrine ne doivent pas être négliges. Ils nous ont toujours été d'une très-grande utilité.

C'est surtout dans les pneumonies de cette catégorie qu'il est souvent nécessaire d'administrer l'émétique à haute dose, immédiatement après la saignée, qui a déjà commencé à dissiper l'orgasme inflammatoire, tout en favorisant l'absorption du tartre stibié qui est mieux toléré. Nous avons l'habitude de le prescrire à la dose de trois décigrammes dans cent vingt-cinq grammes de véhicule, et nous le continuons jusqu'à ce que la fièvre soit diminuée et que le pouls soit descendu au chiffre des pulsations normales.

Le kermès minéral, ou sous hydro-sulfate d'antimoine, auquel certains praticiens trop prévenus ont enlevé toute espèce de vogue, en essayant de le faire rentrer dans l'oubli, nous a rendu, quant à nous, des succès incontestables. Il convient à merveille dans le cas où l'émétique serait difficilement toléré. Nous le prescrivons à la dose d'un gramme en suspension dans un looch, que nous administrons par cuillerées à bouche de quart d'heure en quart d'heure. Nous répétons la dose deux ou trois jours de suite; puis la quantité est diminuée les jours suivants à doses décroissantes, jusqu'à ce que cette quantité soit descendue à un décigramme. Si ce médicament trop préconisé est tombé dans un injuste oubli chez les praticiens, par cela seul que l'on en avait, comme il arrive pour tous les médicaments nouveaux, trop exagéré la valeur, c'est moins par son défaut d'utilité que parce que l'on ne possède peut-être pas assez le tact thérapeutique dans son administration et dans le discernement des indications qui le réclament.

Lorsque le malade est préalablement affecté de diarrhée, de dyssenterie ou d'hépatite, ou lorsque ces affections sont consécutives, nous ne pouvons indiquer de règle exclusive à suivre, car le traitement doit être modifié selon le degré, la gravité, la durée de chacune de ces maladies. Si celles-ci sont légères, si le sujet est vigoureux, si l'état général et les symptômes locaux de la pneumonie annoncent que l'élément inflammatoire prédomine, il ne faut pas hésiter à prescrire une saignée générale, dans le but d'éteindre l'orgasme phlogistique. Mais il ne faudra pas insister trop énergiquement sur la médication antiphlogistique. Toutefois, l'hépatite concomitante réclame des émissions sanguines plus abondantes que la diarrhée ou la dyssenterie, généralement apyrétiques. Le poumon et le foie étant deux organes vasculaires, il est important de les débarrasser le plus promptement possible du sang qui les engorge. On ne perdra pas de vue cette notion essentielle, que les abcès du foie sont, en Afrique, une terminaison très-fréquente de l'hépatite, et que, si celle-ci n'était pas enrayée à temps dans sa marche et dans ses symptômes, souvent obscurs, par une médication antiphlogistique puissante, le médecin serait puni de sa trop grande timidité par de bien fâcheux résultats. Il ne faut donc pas trop craindre une débilité générale consécutive, à laquelle on expose les malades par des saignées répétées, au risque de voir cet inconvénient réel dominé par un danger beaucoup plus sérieux et plus redoutable. Dans cette alternative pénible, des deux périls, on choisira le moins grave. Disons pourtant que, fort heureusement, l'hépatite vient rarement compliquer la pneumonie d'Afrique.

La dyssenterie et la diarrhée sont, au contraire, extrêmement fréquentes; au lieu d'être nuisibles dans tous les cas à la pneumonie, elles la modifient quelquefois avantageusement. Il est donc du devoir du médecin, lorsque la modification est salutaire, de ne pas la brusquer par un traitement intempestif ou trop énergique. Les saignées générales nous ont paru funestes, ou au moins inutiles dans bien des circonstances. Il est généralement préférable d'insister sur les émissions sanguines locales, les ventouses scarifiées et les révulsifs cutanés, tout en ne perdant pas de vue le traitement qui doit combattre la diarrhée ou la dyssenterie. L'administration de l'émétique à haute dose doit être proscrite avec sévérité dans les cas où les selles sont fréquentes et copieuses, et lorsque les malades paraissent par trop affaiblis. Nous avons été témoin, dans ces cas, de superpurgations qui ont occasionné des accidents cholériformes très-inquiétants. Le kermès, sans avoir les mêmes inconvénients, peut être avantageusement prescrit, en se conformant, pour la dose convenable, à la tolérance gastrique dont il sera toujours facile de reconnaître la susceptibilité et le degré.

3° *Pneumonies compliquées d'accès de fièvre intermittente et rémittente.*

Dans les localités marécageuses, dans les foyers miasmatiques, on sera sans cesse en garde contre l'élément toxique qui associe si souvent ses éléments morbides à l'élément inflammatoire fixé dans un organe.

Que la pneumonie soit survenue d'emblée, ou à la suite d'une congestion pulmonaire résultant d'une déviation sanguine, ou d'un raptus produit par les accès fébriles répétés, toujours est-il que l'affection locale ne doit pas être considérée comme une pneumonie simple, dont la saignée sera le spécifique infaillible, et le traitement sera basé en vue de cette combinaison. Lorsque la forme inflammatoire est prononcée, une saignée générale sera parfaitement indiquée pour dissiper la congestion; mais elle échouerait complètement et deviendrait infructueuse et même nuisible, si l'on n'administrait pas le sulfate de quinine immédiatement après une saignée, qui favorise son absorption par suite de la déplétion des vaisseaux, plutôt que d'attendre la rémission des symptômes. On continuera chaque jour la même dose, jusqu'à ce que les accès intermittents aient disparu. Si l'on a lieu de craindre un accès pernicieux, il faut tout de suite porter la dose à un ou deux grammes dans les vingt-quatre heures, sans se préoccuper d'augmenter l'inflammation pulmonaire, dominée par l'élément pernicieux. Sous l'influence d'une double médication dirigée à la fois, d'une part contre l'affection locale, avec la saignée, les émissions sanguines locales, les ventouses scarifiées et les vésicatoires, et, d'autre part, contre les exacerbations pyrétiques, on verra bientôt les symptômes pulmonaires s'amender, et la maladie marcher vers la guérison. N'oublions pas d'insister sur ce précepte indispensable à connaître, c'est que la médication antipériodique doit dominer la méthode de traitement, et que les émissions sanguines ne devront être tentées qu'avec beaucoup de circonspection, et dans le cas seulement où elles seront impérieusement exigées par les médications de la maladie locale.

4° *Pneumonies survenues dans la cachexie paludéenne.*

C'est surtout dans ces pneumonies, souvent latentes, qu'il faut prendre en considération la langueur des fonctions, la prostration des forces, l'appauvrissement du sang, la perversion de la nutrition. L'indication la plus importante n'est plus basée sur l'examen des symptômes physiques de la pneumonie, mais bien sur les phénomènes généraux qui fournissent la mesure de la résistance vitale, et sur les rapports ou les constrastes existant entre l'affection locale, les fonctions respiratoires, et l'état général de l'organisme. Dans ces cas, les symptômes de la pneumonie ne constituent pas la maladie principale, car les phénomènes généraux de l'organisme détérioré précèdent la lésion locale et lui succèdent. Cependant, tout en accordant l'importance qui convient à l'état morbide de l'économie épuisée, il ne faut pas perdre de vue les accidents locaux. Ceux-ci, en effet, lui impriment des caractères particuliers très-dangereux, et, en ajoutant une cause de plus aux progrès continus de l'altération générale de l'organisme, ils accélèrent le terme fatal. Aussi, la pneumonie nécessite-t-elle toujours une médication agissante, quelque faible qu'elle soit.

Puisque l'état général du malade domine tous les autres symptômes, devenus subalternes, n'est-ce pas sur une modification organique qu'il faudra diriger nos médications principales ? Existe-t-il des accidents typhoïdes, de l'anémie, une grande prostration des forces, des suffusions séreuses, des engorgements des viscères abdominaux, des hémorrhagies, des ecchymoses, des taches scorbutiques dues à une profonde dissolution du sang; existe-t-il, en un mot, ces déterminations morbides que l'on constate dans la cachexie avancée, aucun médecin n'osera, pour combattre une pneumonie développée dans de semblables conditions asthéniques, prescrire la phlébotomie, dont le résultat serait d'anéantir complètement les forces du sujet.

Non-seulement les saignées générales devront être proscrites, mais encore il faudra éviter de produire, par une médication trop énergique, des perturbations dangereuses. On aura recours aux toniques, aux antispasmodiques, aux ventouses scarifiées, aux vésicatoires sur la poitrine et sur les membres, et surtout au kermès, dont on surveillera activement les effets, suivant que les forces auront une tendance à se déprimer davantage, ou à se relever.

Le délire se montre fréquemment au milieu des symptômes typhoïdes. Cette complication, fâcheuse dans ces cas, quoiqu'elle ne dépende en aucune façon d'une inflammation encéphalique, mais plutôt de la perturbation générale, est avantageusement combattue par le musc, à la dose de un à deux décigrammes par jour, dans une potion. Les vésicatoires, les sinapismes aux membres inférieurs trouvent ici un emploi très-utile. Lorsque les symptômes d'adynamie se montrent à une époque rapprochée du début de la pneumonie, lorsque les gencives et les dents deviennent fuligineuses, avec une sécheresse de la bouche et une espèce de subdélirium suivi d'assoupissement, nous retirons, malgré le météorisme du ventre et l'apparition des selles, de grands succès de l'emploi du vin de cannelle ou de quinquina, d'une limonade vineuse, de pilules d'iodure de fer, de légers bouillons. Cette médication tonique ramène la langue à son état normal, et dissipe les symptômes cérébraux et abdominaux.

Inutile de rappeler que si des phénomènes intermittents se déclarent, l'on devra prescrire, outre les toniques et les ferrugineux, quelques doses de sulfate de quinine, destinées à les prévenir et à les combattre.

En résumé, dans ces pneumonies intercurrentes, le

médecin aura trois indications principales à remplir, livrées à sa sagacité et à son expérience :

1° Tempérer par des ventouses scarifiées, par des émissions sanguines locales faibles, par le kermès à doses décroissantes, la réaction locale, la vivacité du mouvement circulatoire, et s'opposer ainsi aux congestions développées sous son influence et qui ont tant de peine à se résoudre ;

2° Relever par des stimulants, par des révulsifs sur la poitrine et sur les membres, la débilité générale et la dépression du système nerveux ;

3° Combattre l'altération du sang par les médicaments qui ont la propriété de ramener à leur état normal ses éléments constitutifs appauvris.

Sans se préoccuper exclusivement de l'idée d'une faiblesse générale prédominante, ou d'une trop grande susceptibilité organique locale, le médecin devra toujours combiner le traitement de la pneumonie d'après les règles fournies par cette triple indication, tout en se pénétrant de cette vérité, qu'il n'obtiendra de succès réels qu'autant qu'il aura réglé sa conduite avec sagacité et discernement sur ce précepte indispensable. Aussi les meilleurs succès ne s'obtiendront-ils, dans la pneumonie d'Afrique, qu'autant qu'on aura mieux rempli les indications individuelles, basées sur la variété des influences complexes signalées dans le cours de ce travail.

www.ingramcontent.com/pod-product-compliance
Lightning Source LLC
LaVergne TN
LVHW020044170826
845678LV00001B/415

* 9 7 8 2 3 2 9 6 9 1 9 4 7 *